絵でまるわかり

分子標的抗がん薬

改訂**2**版

北陸大学薬学部
実践実学系実務実学系分野 教授

石川和宏 著

南 山 堂

第2版の序

　私が分子標的抗がん薬と向きあって早いもので20年近くになります．2000年初頭，薬剤部で取り扱っていた分子標的薬は，ゲフィチニブをはじめ数種類といったところでした．その後に続く同タイプの薬剤は上市されるスピードが大変遅く，殺細胞性抗がん薬による薬物療法が主流として続くものと考えていました．ところが，2011年には，その数も急激に増え，「基本まるわかり！分子標的薬」（南山堂）を出版するまでに注目されてきました．その後，分子標的薬がさまざまな領域で臨床的に使用されてきたため改題し，「絵でまるわかり 分子標的抗がん薬」（2016年）を発行しました．この分子標的薬の上市スピードは年を追うごとに加速し，このたび改訂2版を発行する運びとなりました．このような流れは，がん薬物療法における大きな変革期として捉えることができます．初版では，分子標的抗がん薬の作用点を「細胞外」と「細胞内」にわけて解説していました．改訂2版ではこれらに加え，「核内」にはたらく薬剤も登場しています．これは，分子標的抗がん薬を理解するにあたり，大きな変化と言えます．

　私はこの劇的な流れのなかに身を置き，本薬剤と向き合ってきたことに，臨床家としてこの上ない幸せを感じている次第です．この巡り合わせた変革期を読者のみなさまとともに向き合える喜びを噛み締め，今回執筆させていただきました．

　昨今，このタイプの薬剤は，コンピュータなどの高度な技術を駆使した分子生物学的研究の進歩により生み出されてきている特徴があり，非常に複雑多様化しています．このような背景で開発された薬の新しく複雑な作用機序などを，「わかりやすく理解するために，視覚的にもイメージできる」という従来からの本書がもつ役割を再度見つめなおし，特色である擬人化したイラストを個々の薬剤の作用機序に多用するとともに，分子標的薬を理解するうえで必須となる細胞の種類にも着目しました．この工夫は，単剤における作用機序の理解に役立つばかりでなく，複数の分子標的抗がん薬を用いた併用療法のしくみをより明確にイメージすることにもつながります．"単剤でも難しいのに併用なんてとんでもない"という頭を抱えてしまうような悩みから，すっきり解放される感覚を味わっていただけるのではないかと思っています．また，本書を読みすすめるにしたがい，がんゲノム医療の神髄が無意識のうちに頭の中に湧いてくることも，期待される強みとして考えています．ぜひ，そのような"わかる"感覚を少しでも味わっていただき，日頃の分子標的抗がん薬への対応に苦痛を感じている方，分子標的薬を表面的に理解しているのみでその知識を応用できていない方に，少しでもお役に立

てていただければ，筆者として至極の喜びです．どうぞ一度手に取り，ご覧いただければ幸いです．

2022年春

北陸大学薬学部 実践実学系実務実学系分野 教授

石川和宏

初版の序

　近年，分子生物学の進歩によりがんの発生や進行にかかわる分子や，それらの分子と連携するシグナルが明らかになり，がんに特異的な分子メカニズムをターゲットとした分子標的抗がん薬が数多く開発・承認され，臨床で使われています．2001年にわが国ではじめて承認された分子標的抗がん薬は，実に現時点で48剤となりました．

　がん治療に従事する医療スタッフは多忙ななかでも常に，最新情報の収集，知識のアップデートをしながら，治療の有効性と安全性の確保に努めています．しかし，従来にはなかった作用メカニズムを有する分子標的抗がん薬の知識を習得するには難解な部分もあり，苦手意識をもちつつ，不安をかかえながら対応せざるを得ない状況には心が痛みます．

　このような背景のもと，分子標的抗がん薬の入門書として，2011年8月に「基本まるわかり！ 分子標的薬」を発行し，改訂2版まで多くの読者にご愛読いただきました．そして，いただきました多くの貴重なご意見，ならびにご提案に心から感謝申し上げます．それらに誠心誠意応えることを念頭に，この度，前版からさらにわかりやすさに磨きをかけて「絵でわかる 分子標的抗がん薬」として，新たに編集することとなりました．

　本書の特徴は，数が多くなり，まとめにくくなった分子標的抗がん薬を大きく4つのグループ── ①細胞の外側に作用する薬，そして細胞の内側に作用する薬として，②受容体型分子を標的とする薬，③非受容体型分子を標的とする薬，④その両方を標的とする薬，に分けることで，薬の作用点をイメージしながら，ご覧いただける点にあります．また，注目を浴びている「免疫チェックポイント阻害薬」については上記①のグループで取り上げ，その難解な作用メカニズムを，豊富にイラストを使ってわかりやすく解説しました．本薬剤を理解するうえでの大切な第一歩となることでしょう．

　本書が，分子標的抗がん薬への苦手意識の解消に少しでも役立ち，有効かつ安全で安心ながん薬物療法を患者さんに提供するとともに，病院および地域における医療現場でのチーム力の強化・向上の一助となれば，著者として至極の喜びです．

　2016年秋

北陸大学薬学部 教授

石川和宏

Contents

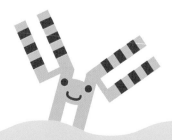

分子標的抗がん薬の特徴とメカニズム

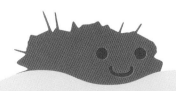

第3章

各論を踏まえたがん化学療法総論

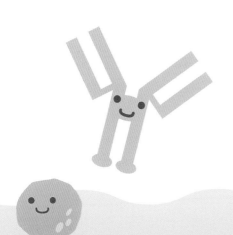

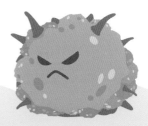

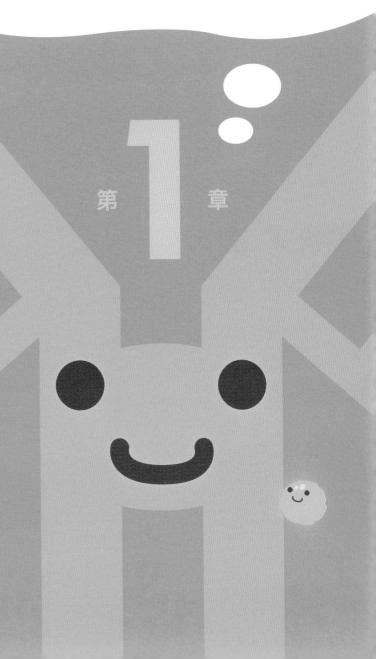

がん細胞にはたらかない
抗がん薬ってあるの？

第1章

1 分子標的抗がん薬の 新しい考え方

殺細胞性抗がん薬とのちがい

分子標的抗がん薬とは

　がんの治療法は，手術療法，放射線療法，薬物療法さらにはこれらを組み合わせた集学的治療法に分類される．とくに，手術療法あるいは放射線療法での治療が困難な場合，薬物療法が治療の中心となる．1990年代までこの薬物療法は，主にDNA合成・複製阻害，mRNA・タンパク質合成阻害，ならびに細胞分裂阻害などによるがん細胞への殺細胞作用を有した薬剤を利用したものであった．また，一方でがんの分子生物学的な基礎研究は解析技術などの目まぐるしい進歩に伴い，1980年代後半からのがん遺伝子とがん抑制遺伝子の発見をかわきりに1990年代以降がん化に関するさまざまな分子生物学的な解明が大きく進歩した．具体例として，非小細胞肺がんの発症に関連した遺伝子変異は，図1-1のように1987年から2016年のあいだに多数のものが発見され，臨床応用への機運が大きく高まり，現在のがんゲノム医療へと大きな発展をとげてきている．これらの基礎研究から得られた知見を踏まえ，2000年代に入り新たにがんの増殖，浸潤，転移などのがん細胞に特異的な細胞特性を規定する分子を標的として，新たに開発された分子標的抗がん薬が登場し，がん細胞を選択的に攻撃する「魔法の弾丸」として期待された．実際に単剤あるいは殺細胞性抗がん薬との併用により治療成績が飛躍的に伸び，大きな臨床効果を上げている（図1-2）．

　薬剤の特性として従来より使用されてきた殺細胞性抗がん薬は，主にDNAの複製や合成，タンパク質合成，微小管作用，ならびに代謝経路などの生体の基本的機能に作用し，細胞の増殖や分裂を阻害することで殺細胞効果を発揮する（図1-3）．すなわち，がん細胞のみならず，正常細胞でも活発に増殖，分裂する細胞では非選択的にその細胞毒性を示すことから，主作用である抗がん作用と副作用の出現する用量は近接し，治療域は狭く，最大耐用量が至適投与量となる．一方，分子標的抗がん薬はがん細胞の増殖に関与する増殖因子やその受容体あるいは細胞内シグナル伝達物質などの特定の機能を有する標的分子に対して特異的に作用する薬剤であり，抗腫瘍効果の向上と副作用の軽減が期待されている（図1-3）．主な標的分子については，がん細胞に特異的に発現するものや正常細胞に比較し

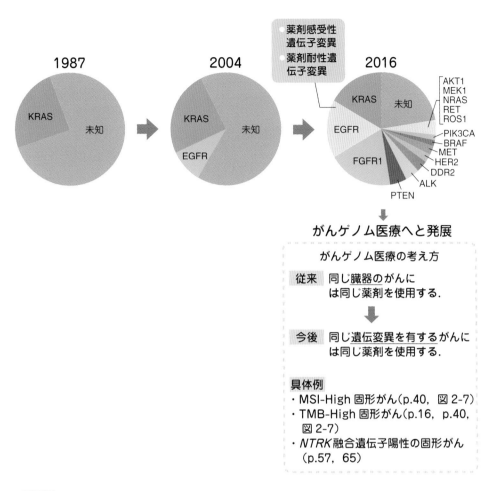

図1-1 非小細胞肺がんの発症に関連した遺伝子変異の解明に関する進歩

ALK：未分化リンパ腫キナーゼ，EGFR：上皮成長因子受容体，FGFR1：線維芽細胞増殖因子受容体1，HER2：ヒト上皮成長因子受容体2型，MEK：マイトジェン活性化細胞外シグナル関連キナーゼ，MEK1：MAPキナーゼキナーゼ，MET：肝細胞増殖因子(HGF)受容体，MSI-High：高頻度マイクロサテライト不安定性，PIK3CA：フォスファチジルイノシトール3キナーゼ触媒サブユニット，PTEN：がん抑制タンパク質，RET：グリア細胞由来神経栄養因子受容体，ROS1：インスリン受容体サブファミリーの1つ，TMB-High：腫瘍遺伝子高変異量．

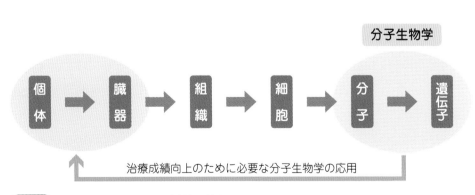

図1-2 医学・生物学における研究対象の流れ

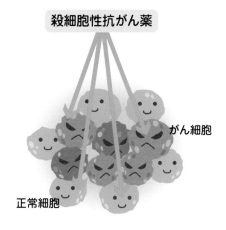

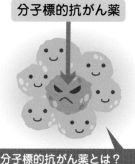

分子標的抗がん薬とは？
● がん細胞に認められる性質・メカニズムに特異的に働くように開発された薬剤である．
● 正常細胞への影響が小さく，副作用も殺細胞性のものとは異なる．

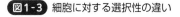

図1-3 細胞に対する選択性の違い

てがん細胞で相対的に多く発現するものとなっている．このため，殺細胞性抗がん薬とは異なり，分子レベル，細胞レベルあるいは個体レベルの各段階での標的分子への作用に対する適切な評価が必要とされていることから，これからの臨床試験では腫瘍増殖や血管新生，さらにはほかの生物学的指標としての尿や血液成分などのバイオマーカーの活用が重要となる．しかしながら，必ずしもその標的分子の働きがすべて解明されているわけではなく，基礎レベルではその機能・構造が解明されていても，生体内での意義については不明なものもある．

作用機序からみた抗がん薬のちがい

　活発に増殖するがん細胞に対して殺細胞性抗がん薬は，主として核内で細胞増殖にかかわる核酸の合成経路やその経路に関与する酵素であるトポイソメラーゼ，あるいはDNAや微小管といった生体高分子に直接作用し，細胞増殖を阻害することで殺細胞効果を示す（**図1-4**，p.67，column）．一方，分子標的抗がん薬は細胞増殖にかかわる一連のシグナル伝達経路を遮断することを目的に，その経路上の分子を標的として，その阻害効果により抗腫瘍効果を示す．殺細胞性抗がん薬の主な作用部位が核内であるのに対して，分子標的薬は細胞外，細胞膜上，あるいは細胞質内のシグナル伝達分子を標的とし，近年一部細胞の核内の分子を

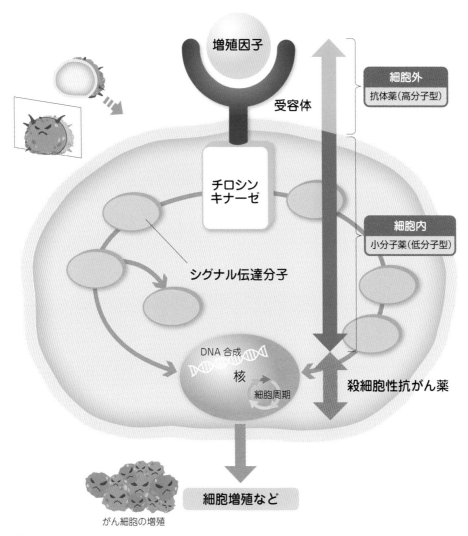

増殖因子

受容体

細胞外
抗体薬(高分子型)

チロシン
キナーゼ

シグナル伝達分子

細胞内
小分子薬(低分子型)

DNA合成
核
細胞周期

殺細胞性抗がん薬

細胞増殖など

がん細胞の増殖

図1-4 作用部位のちがい
分子標的抗がん薬のなかには，がん細胞ではなく，血管内皮細胞や免疫細胞に作用するものもある．

標的にしているものもあらたに登場してきている．分子量の違いにより，低分子型の小分子薬と高分子型の抗体薬に分類される（**図1-4**）．抗体薬のなかには，シグナル伝達分子以外に細胞表面上の分子（分化抗原）を標的として免疫系を介した作用により抗腫瘍効果を示すものや，免疫チェックポイント分子を標的にして抗腫瘍効果を示すものもある．

抗体薬と小分子薬

　分子標的抗がん薬のなかで，抗体薬と小分子薬との基本的なちがいは分子量にあり，抗体薬のほうが100倍以上も大きい（クジラとマグロの差をイメージしてください）．この抗体薬の大きさは，タンパク質間の相互作用には有利であるが，反面細胞膜は通過できないことから標的分子は細胞外に限定される（図1-5，1-6）．また，体内半減期は3週間と，小分子薬の平均的な半減期の100倍も長いため，注射剤でも数週間に1回投与すればよいという医療現場での利点がある．一方，小分子薬は薬物代謝酵素の影響を受けるため，ほかの薬との相互作用が常に問題となるが，抗体薬とはまったく別の代謝経路を利用するため，それらの影響を受けないという利点も有する．抗体薬が経口投与で効く技術はまだ開発されていないので，注射剤という限界もある．

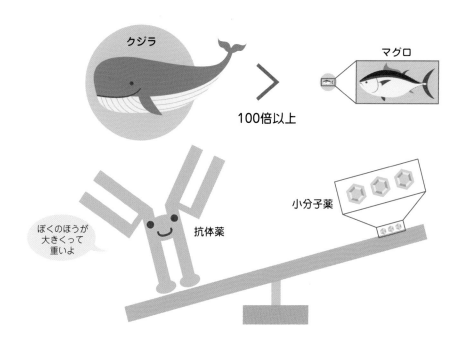

図1-5 抗体薬と小分子薬における分子量のちがい
　抗体薬は体内に入ると抗体として，小分子薬は含まれていた主成分が血液中を循環する．両者の異なる作用様式は，分子量のちがいによるものである．

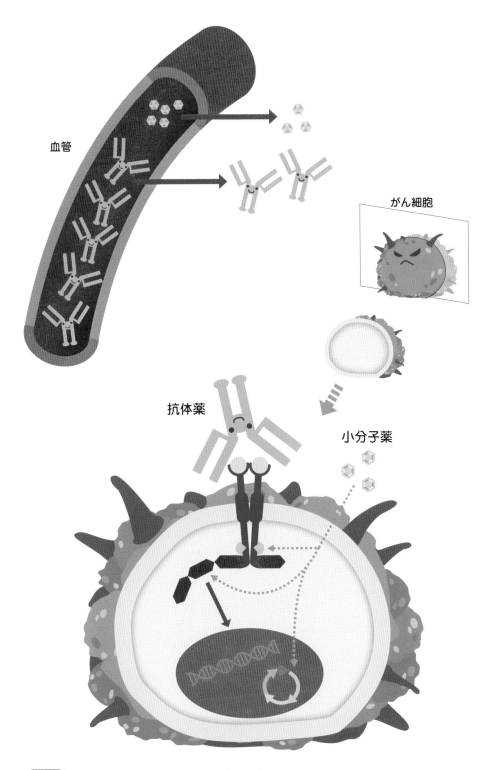

図1-6 抗体薬と小分子薬における作用機序のちがい

分子量のちがいから，抗体薬は細胞外の標的分子に作用し，小分子薬は容易に細胞内に取り込まれて細胞内の標的分子に作用する．

抗体薬

　抗体は元来，生物が進化する過程で獲得した天然の薬といえる．インフルエンザ，麻疹，エイズなどの病原体であるウイルスや，病原性大腸菌，肺炎球菌，溶連菌といった病原細菌などの微生物・毒素やそれらに感染した細胞を認識して処理することで体内から排除して生体を防御している（図1-7）．また，がん細胞に対しても腫瘍が形成されないように殺細胞効果を示す．このように抗体は抗ウイルス薬，抗菌薬，および抗がん薬としての特性を有した生体成分である．

　近年，いくつかのモノクローナル抗体薬が抗腫瘍効果を有する分子標的抗がん薬として登場した．このモノクローナル抗体薬は同じ分子標的抗がん薬である小分子薬と比較して標的分子への特異性が高いなどの長所がある．当初マウス型モノクローナル抗体が用いられていたが，マウス抗体をヒトに投与するとマウス抗体に対する抗体産生が高頻度で起こり，アナフィラキシー反応が起こりやすくなるため反復投与が困難であることやヒトに投与した際の半減期が短いなどの問題点を有していた．ちなみにヒトの生体内での抗体半減期が約3週間であるのに対し，ヒトに投与されたマウスの抗体半減期は数時間から3日程度である．

　そこで，抗体薬の実用化に当たりこれらの問題点を改善すべく，マウス抗体の一部あるいはすべてをヒト抗体由来の配列に置き換えて，生体が抗体を産生させる免疫原性を低下させ，血中濃度半減期を延長させるために開発されたのがキメラ抗体，ヒト化抗体およびヒト抗体である．図1-8に抗体薬の種類と命名法に加えて，血中濃度半減期の特性についても示した．現在，抗体薬の作用機序はリガンドまたは受容体に結合してシグナル伝達を遮断するブロッキング抗体（中和抗体），標的分子と結合し抗体依存性細胞介在性細胞傷害作用（ADCC）や補体依存性細胞傷害作用（CDC）を誘導する抗体，薬剤や放射性物質を結合し特異的に細胞傷害を誘導するミサイル型抗体などがある．

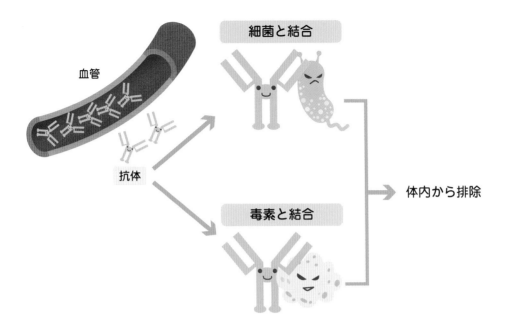

図1-7 体内での抗体の働き

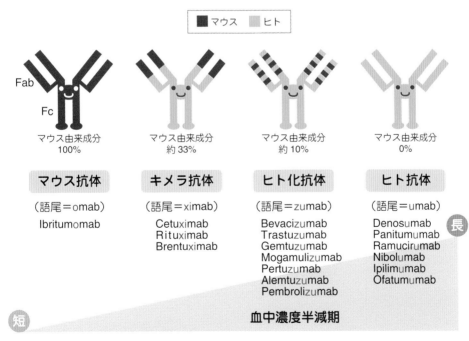

図1-8 モノクローナル抗体の種類
モノクローナル:「モノ」は単一を意味し「クロナール」は混じりのない均一な集合を意味している.
Fab:抗体の可変領域, Fc:抗体の定常領域

2 がん細胞に対する免疫応答と 免疫チェックポイント分子標的薬

　免疫系は，細菌や毒素あるいは異常を生じた細胞であるがん細胞などを自然免疫と獲得免疫という一連の機構を通して排除し，生体内の正常化を図る役割を担っている（図1-9上）．がん細胞に対して自然免疫は，ナチュラルキラー細胞（NK細胞）などが種々の免疫反応により殺細胞効果を示すとともにがん細胞から生じた抗原（がん抗原）を樹状細胞が取り込み，抗原提示細胞（APC）として細胞膜表面上にある主要組織適合遺伝子複合体（MHC）上に取り込んだがん抗原を提示する．その後リンパ節に移動し獲得免疫機構としてT細胞受容体との間で形成されたMHC-がん抗原-T細胞受容体刺激シグナルによりT細胞が活性化され，同時にB7-CD-28刺激シグナルもあわせた共刺激シグナル（免疫力に対するアクセル）によりT細胞が十分に活性化される．活性化されたT細胞は，リンパ節から移動してMHC上に同様ながん抗原を提示しているがん細胞を見つけて攻撃を加え排除する（図1-9上）．

　その後，共刺激シグナル経路がB7-CTLA-4およびPD-1-PD-L1からなる共抑制シグナル（免疫力に対するブレーキ）経路の分子（CTLA-4：細胞傷害性T細胞抗原4，PD-1：プログラム細胞死1受容体，PD-L1：プログラム細胞死リガンド1）が新たに発現されることで結合が別のものへと切り替わり，T細胞の活性化が強力に抑制（急ブレーキ）されて攻撃反応が終結する（図1-9中：複数の－があり，急ブレーキの様子がイメージできる）．図中には示されていないが，この抑制機序とは別に制御性T細胞（Treg）が関与し，Treg上のCTLA-4が樹状細胞等のAPCに作用してAPC上のB7の発現低下を引き起こすことで生じるT細胞活性化抑制機構もある．このようにT細胞を活性化（アクセルをふむ）したり抑制（ブレーキをふむ）したりして免疫活性を制御する機構は免疫チェックポイントとよばれる．

　このような免疫制御系に対抗すべくがん細胞は，T細胞が活性化されると樹上細胞と同様に膜表面上に抑制シグナル分子であるPD-L1を発現して活性化T細胞上にあるPD-1との結合による抑制シグナル経路により活性化T細胞を抑制することで，攻撃をより強固に回避している（図1-9中：がん細胞の悪賢さ）．また，がん細胞は抑制活性が増強されたTregを多数誘導してがん細胞に対する免疫応答を抑制することでも攻撃を回避している．このようにがん細胞が有利に関与し

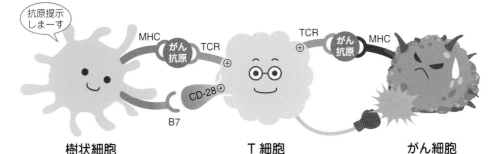

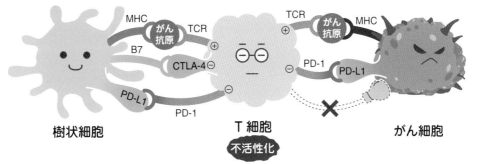

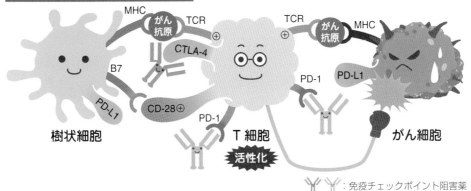

図1-9 免疫チェックポイント分子標的薬の作用機序

B7/CTLA-4：共抑制分子結合，CTLA-4：細胞傷害性T細胞抗原4，MHC：主要組織適合遺伝子複合体，MHC/がん抗原/TCR：共刺激分子結合，PD-1：プログラム細胞死1受容体，PD-L1：プログラム細胞死リガンド1，PD-L1/PD-1：共抑制分子結合，TCR：T細胞受容体，⊖：抑制シグナル（ブレーキ），⊕：活性化シグナル（アクセル）

阻害薬の表示については，本項の「がん細胞にはたらかない抗がん薬ってあるの？」をふまえ，がん細胞にはたらく抗PD-L1抗体薬は割愛した．

ている免疫チェックポイント分子に対して阻害効果を有する薬剤が抗腫瘍効果に
おいて有効性を示したことから，これらの薬剤は免疫チェックポイント阻害薬と
いう名称で現在多くのがん種に対して使用されている（図1-9下）．

3 抗がん薬がはたらく細胞はがん細胞の他にあるの？ -イメージする細胞は4種類が基本-

抗がん薬がはたらく細胞とは…

　抗がん薬と聞いてまずイメージされるのは，がん細胞に直接作用する薬剤である．このことは，分子標的抗がん薬が登場する前の薬剤，すなわち殺細胞性抗がん薬についてはその通りであった．しかし，その後登場した分子標的抗がん薬については，同様な考え方で説明できる薬剤もあれば説明できない薬剤もあることから，その違いが分子標的抗がん薬に対して難解なイメージを与えているのは間違いない．そこで，その問題を解決する一つの糸口として，特徴的な分子を標的とする作用機序に併せて，作用する細胞についても整理して理解することが大切ではないかという発想が生まれた．今回本書では，この発想に基づいて解説を進めるので，そのことをまずは理解しておいてください．

　さて，抗がん薬としては，殺細胞性抗がん薬，分子標的抗がん薬，および免疫チェックポイント阻害薬の大きく3つに分類した．それらの作用機序と併せてイメージすべき細胞の種類としては，がん細胞，血管内皮細胞と免疫系の細胞であるT細胞，および樹状細胞の4種類とした．具体的には，**図1-10**に示したように殺細胞性抗がん薬の作用機序を理解する上でイメージすべき細胞としては，がん細胞のみとなる．対して固形がんにおける分子標的抗がん薬は，がん細胞に加えて血管内皮細胞の2種類になり，免疫チェックポイント阻害薬では，がん細胞に加えてT細胞および樹状細胞の3種類となる．なお，対象となるがん種が血液がんである場合は，イメージすべき細胞は，組織内ではなく血液中となることから分子標的抗がん薬においても殺細胞性抗がん薬と同様にがん細胞のみとなるが，免疫チェックポイント阻害薬については，あくまでも免疫系と関連した作用機序となることから細胞の種類は変わらない．

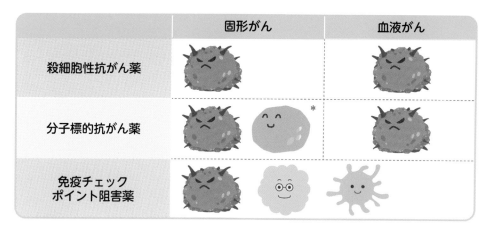

	固形がん		血液がん
殺細胞性抗がん薬			
分子標的抗がん薬		*	
免疫チェックポイント阻害薬			

：がん細胞　：血管内皮細胞　：T細胞　：樹状細胞

図1-10 各薬剤の作用機序をイメージする際の細胞の種類

＊：分子標的抗がん薬では対象がん種が 固形がん の場合は，がん細胞 と 血管内皮細胞 となり，対象がん種が 血液がん の場合は，がん細胞のみをイメージすることになる．
一方，他の2種類の抗がん薬については，両がん種とも細胞の種類は同様である．

がん細胞

がん細胞の増殖のしくみ

DNA合成

　細胞は休止状態からDNAを合成して細胞分裂をくり返すことができる細胞周期（S期，図2-29 p.85）に入ることで増殖していく．この際，DNA合成は核内にて行われ，合成されたDNA鎖のねじれやひずみを取り除く過程にトポイソメラーゼ（DNAの複製時に生じたねじれや構造上のゆがみを修正するためにDNAを適宜切断および再結合させる働きを有する酵素）が関与し，分裂時には微小管が関与する．この過程は，サイクリンやサイクリン依存性キナーゼ（キナーゼとはある特定のタンパク質をリン酸化する酵素）とよばれる複数の分子により調節されている．正常な細胞では，これらの分子による促進機構（アクセル）と制止機構（ブレーキ）とのバランスが厳格に調節され，細胞増殖が正常に保たれている（図1-11）．ところが，がん細胞では，このバランスが崩れることにより，無限増殖を引き起こす．

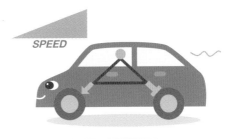

アクセル増強
（がん遺伝子の変異）

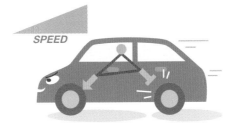

ブレーキ故障
（がん抑制遺伝子の変異）

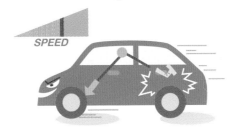

モデルチェンジ
（遺伝子変異の蓄積）

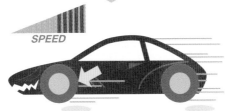

図1-11 がん細胞の増殖におけるアクセルとブレーキ

遺伝子変異

　このようながんの増殖は遺伝子変異によって正常な機能が異常になったときに起こることから，バランスの崩壊は遺伝子変異が原因となっている．多くのがんは，臨床的に悪性度の低いものから高いものへと多段階的な遺伝子変異の蓄積(具体例：TMB-High)とともに進行していき，その蓄積の違いにより個々のがんは悪性度が高まり，多様な病態を示すこととなる．このように変異が原因でがんを引き起こす遺伝子には，がん遺伝子とがん抑制遺伝子がある．がん遺伝子は，正常細胞の増殖においてアクセルの役割を担い，変異によってその機能が異常に活性化されて細胞をがん化させる遺伝子である．一方，がん抑制遺伝子は，正常細胞の増殖においてブレーキの役割を担い，変異によってその機能が消失することで，細胞をがん化させる遺伝子である．よって，細胞増殖におけるバランスの崩壊とは，がん遺伝子の活性化により増殖アクセルを踏み続けた状態であり，がん抑制遺伝子の不活性化により増殖に対するブレーキが効かなくなってしまった状態である(**図1-11**)．がん化の早期には増殖・分化・細胞死に関与するがん遺伝子やがん抑制遺伝子が変異を起こし，その後，がん細胞の浸潤能・転移能にかかわる遺伝子群の変異が蓄積して悪性度を増していくと考えられている．この現象は，TMB-Highとがんの悪性度を関連づける上で重要である(**図2-7** p.41)．これらの悪性度の高い細胞が周辺の組織に浸潤し，さらには遠隔臓器にまで転移を起こして，最終的には死に至らしめることとなる．このような細胞の増殖に関連した遺伝子産物は，細胞周期を調節しているものや，さまざまな増殖シグナルの伝達経路上で機能しているものが多い．増殖因子などの細胞外刺激は，細胞膜上にある受容体を介して細胞内シグナル伝達系を活性化する．このような経路のなかで，ERK-MAPキナーゼ経路は増殖シグナルにおいて，またPI3キナーゼ/AKT経路は，生存シグナルにおいて中心的な役割を果たしている(第2章参照)．これらの経路の調節異常による機能亢進は，細胞の異常増殖・運動性の獲得，ならびに不死化につながり，がん化を引き起こす．

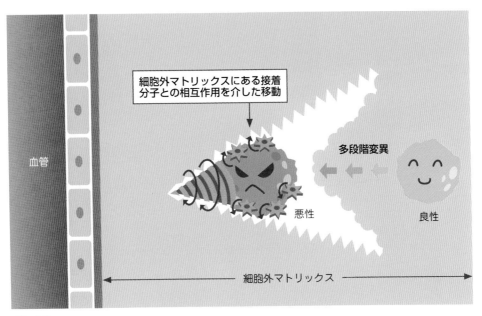

図1-12 がん細胞の移動 (良性から悪性へ)
細胞外マトリックスへの接着および分解をくり返すことで組織浸潤が引きこされる

がん細胞の浸潤・転移のしくみ

浸潤・転移とは

　多くのがんは，臨床的に悪性度の低いものから高いものへと多段階的な遺伝子変異の蓄積とともに進行していく．もっとも悪性度の高い特徴が浸潤・転移である (図1-12)．がん細胞がもといた場所 (原発巣) から組織内を動きだして血流に乗ってほかの場所 (遠隔臓器や組織) に移動する現象である．がんのこの性質が悪性として捉えられている理由は，がんによる死亡の大多数は浸潤・転移による再発が原因となっているためである．もし，がんにおいて浸潤・転移という性質がなくなれば良性と変わらず，消化器がん，肺がん，および乳がんなどの固形がんについては，外科的な切除により完治させることが可能となる．

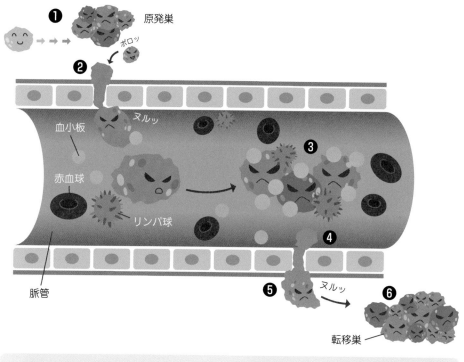

❶ 原発巣でのがん細胞の増殖
❷ 原発巣からのがん細胞の解離と
　脈管（血管やリンパ管）への浸潤
❸ 脈管内での移動
❹ 転移臓器周辺の血管内皮への接着
❺ 転移臓器への浸潤
❻ 転移臓器内での増殖

図1-13 がん細胞の浸潤・転移

しくみ

　がん細胞の浸潤・転移の機序は，**図1-13**に示した❶〜❻の過程から構成され，これらすべての過程が連続的に起こった場合に生じる．がん細胞は，原発巣においてさまざまな増殖因子が細胞膜上にある受容体に結合して細胞内シグナル伝達系を活性化し，増殖が促進される（**図1-13**❶）．次に増殖したがん細胞は，細胞同士の結合に関与している接着分子の機能が低下し解離しやすくなる．そして，タンパク質分解酵素を産生してがん細胞の周囲を覆っている細胞外マトリックスを構成するタンパク質群などを分解し，生じた隙間を利用して移動を開始し，脈管内（血管やリンパ管）に侵入する（**図1-13**❷）．脈管内への侵入後，がん細胞はがん細胞同士あるいは血小板とともに集塊を形成して，免疫系からの攻撃を回避する（**図1-13**❸）．血流などにより遠隔組織へ移動したがん細胞は血管内皮細胞

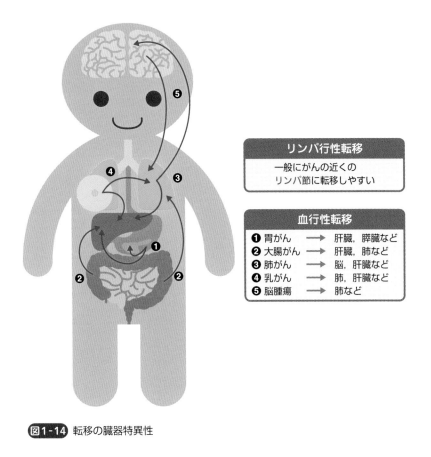

リンパ行性転移
一般にがんの近くの
リンパ節に転移しやすい

血行性転移

❶ 胃がん	➡	肝臓, 膵臓など
❷ 大腸がん	➡	肝臓, 肺など
❸ 肺がん	➡	脳, 肝臓など
❹ 乳がん	➡	肺, 肝臓など
❺ 脳腫瘍	➡	肺など

図1-14 転移の臓器特異性

と特異的に接着した後，脈管外へと脱出する．このがん細胞と血管内皮細胞との
接着に関しては，臓器特異性が認められている（**図1-13❹**, 1-14）．原発巣から
の解離と同様な機序によりがん細胞は血管内皮細胞との接着を介して新たな組織
へと浸潤し，原発巣での増殖同様に種々の増殖因子による活性化を介して増殖し，
転移巣を形成する（**図1-13❺ ❻**）．腫瘍が原発臓器にとどまっていれば外科的な
切除により治癒が可能であることや，脈管内への侵入から転移先臓器の血管内皮
への接着は数時間から数日の間に起きるということを十分に踏まえ，いかに転移腫
瘍の増大を阻止するかが転移治療の大きな鍵になると思われる．

薬剤のちがい

　分子標的抗がん薬は原発巣あるいは転移巣で，細胞増殖にかかわる膜貫通型受容体を介したシグナル伝達系であるERK-MAPキナーゼ経路（増殖シグナル）あるいはPI3キナーゼ/AKT経路（生存シグナル）を遮断することを目的に，細胞外では増殖因子，細胞膜上では増殖因子受容体，および細胞内では細胞膜上の受容体活性シグナルを伝達する分子などを標的として，その阻害効果による抗腫瘍作用により治療効果を示す．一方，殺細胞性抗がん薬は，原発巣あるいは転移巣でERK-MAPキナーゼ経路あるいはPI3キナーゼ/AKT経路が活性化された後に引き起こされる細胞増殖に関連した細胞の核内を中心とした核酸の合成経路やその経路に関連する酵素であるトポイソメラーゼ，あるいはDNAや微小管といった生体高分子に直接作用し，殺細胞作用により治療効果を示す．とくに，分子標的抗がん薬のなかでも，血管内皮増殖因子（VEGF）を標的とした抗体薬であるベバシズマブは，血管内皮細胞に対して作用を及ぼす新しい機序を有した薬剤である．細胞外においてVEGFに特異的に結合して，VEGF受容体（VEGFR）へのVEGFの結合を阻害することにより，がん細胞への栄養供給路と浸潤・転移のための侵入路となる血管の新生を抑制することから，がん細胞の浸潤・転移を特異的に抑制する作用を有している．

転移における臓器特性

　転移はリンパ行性転移と血行性転移に分類される．リンパ行性転移は，がんの近くにあるリンパ節への転移であるが，血行性転移については状況がやや異なる．血行性転移は，がん種ごとに特徴的な転移臓器のパターンが知られており，転移の臓器特異性とよばれている（図1-14）．この臓器特異性には，がん細胞を運ぶ血行動態と，ある臓器で選択的に増殖できるという2つの特性が関連している．血行動態とは血流の方向に基づくものであり，また，ある臓器で選択的に増殖できるという考え方は，種（seed）と土壌（soil）の理論とよばれている（図1-15）．植物の種は場所を選ばないが，適した土壌においてのみ発芽して成長できることから，がん細胞を種に，転移臓器を土壌にたとえて，「がんの転移はがん細胞の増殖に適した微小環境を有する臓器においてのみ可能である」という考え方である．詳細な機序については，現在研究が進行中である．

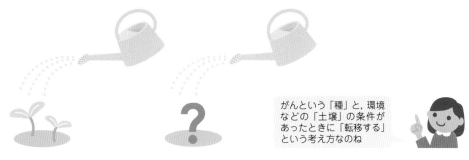

がんという「種」と，環境などの「土壌」の条件があったときに「転移する」という考え方なのね

図1-15 種（seed）と土壌（soil）の理論

血管内皮細胞

血管内皮細胞のはたらき

 血管新生

　正常な組織中の細胞は，周囲に張り巡らされた血管から十分な栄養や酸素を得ることで，必要とされる機能や形態を維持している．とくに細胞の数に関しても厳密な制御のもと，増えすぎないように調節されている．ところが，がん細胞の場合は，非常に増殖が活発であることから，大量の栄養や酸素が必要となり，既存の血管だけではとてもその量をまかなうことは不可能である．そこで，この増殖を維持すべく，がん細胞はより多くの栄養や酸素を得るために，新たに血管をつくりはじめる．このように血管が新たにつくられることを血管新生とよぶ．がん細胞の過剰な血管新生によって張り巡らされた新生血管がその活発な増殖活性を支える源になっている．

がん細胞による血管新生のしくみ

しくみ

　血管新生には，血管新生因子である血管内皮増殖因子（VEGF）や線維芽細胞増殖因子（FGF）などが必要である．

　血管新生の機序（図1-16）は，❶〜❺の過程から構成され，その後❻浸潤・転移へと続く．

❶ がん細胞による血管新生因子（VEGFやFGFなど）の産生により血管内皮細胞

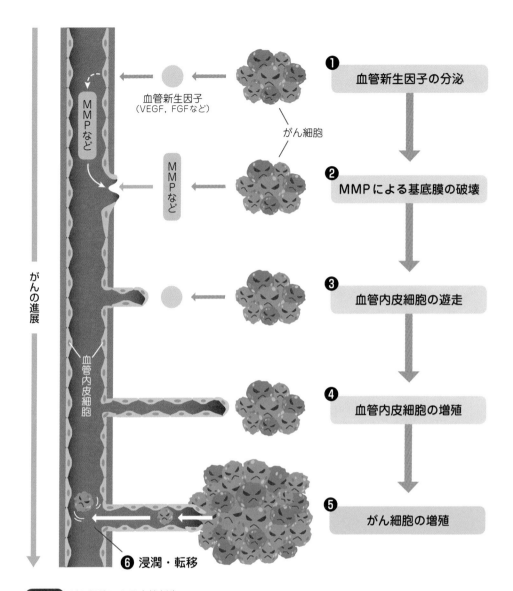

図1-16　がん細胞による血管新生
FGF：線維芽細胞増殖因子，MMP：マトリックスメタロプロテアーゼ，VEGF：血管内皮増殖因子

の増殖を刺激する.

❷ がん細胞により産生されるタンパク質分解酵素（マトリックスメタロプロテアー
ゼ：MMPなど）により基底膜を破壊して血管内皮細胞ががん細胞に近づくた
めの道をつくりだす. 一方で, 血管内皮細胞も血管新生因子の刺激を受ける
ことで, MMPなどを産生し, がん組織へ向けた増殖をはじめる.

❸ 血管内皮細胞の増殖により新しい血管が伸びはじめる.

❹ 血管内皮細胞は増殖をくり返しながら新しい血管をがん細胞まで伸ばしていく.

❺ 新しい血管ががん細胞に到達し（血管新生），より豊富に栄養および酸素が供給されることで，活発な増殖を行う．

❻ がん細胞の増殖に必要な栄養や酸素を得るために形成された新しい血管は，その後，がん細胞の浸潤・転移の経路としての役割を果たすこととなる．

　このような血管新生の過程において，VEGFは中心的な役割を担っている．VEGFは，その受容体に結合すると受容体が活性化される．VEGF受容体（VEGFR）は，チロシンキナーゼ活性（活性化時にタンパク質のチロシン残基をリン酸化する酵素活性）を有していることから，チロシンキナーゼの活性化により，受容体自身の細胞内領域にあるチロシン部分がリン酸化（自己リン酸化）される．その後，そのリン酸化されたチロシンに対して細胞内シグナル伝達分子が特異的に結合して，下流シグナル伝達系であるERK-MAPキナーゼ経路（RAS-RAF-MEK-ERK：増殖シグナル経路）とPI3キナーゼ/AKT経路（生存シグナル経路）などが活性化され，そのシグナルが核内まで伝わる（**図1-17**）．その結果，特定遺伝子の発現を介して，血管内皮細胞の増殖を促進することにより血管新生が引き起こされる．その後，がん細胞に対して増殖に必要となる栄養や酸素が供給されることとなる．

薬剤のちがい（図1-17）

　がん細胞により産生されたVEGFは，血管内皮細胞の膜表面上にあるVEGFRに結合して受容体を活性化する．その後，その活性化シグナルが細胞内に伝達されがん細胞に向けた血管新生が引き起こされる．その結果，栄養や酸素が十分に供給され，がん細胞は活発な増殖を維持することが可能となる．これらの増殖シグナルにおいて，殺細胞性抗がん薬，VEGF経路あるいは免疫経路（PD-1標的薬）を標的としない分子標的抗がん薬は，直接がん細胞に作用してそのシグナルを抑制することにより殺細胞効果や抗腫瘍効果を示す．

　一方，VEGFあるいはVEGFRを標的とした分子標的抗がん薬は，がんで特有に認められる微小環境を利用し，がん細胞への栄養供給を絶つという新たな視点から開発されたものであり，血管新生阻害薬という新しい抗がん薬として位置づけられている．これらの血管新生阻害薬はがん細胞ではなく，その周囲に存在して，増殖に必要となる栄養や酸素を供給する役目を果たしている血管内皮細胞に作用し，その増殖抑制作用により供給機能を低下させることで抗腫瘍効果を示す．また，血管新生阻害薬には，がん細胞によって新生された異常血管（腫瘍血管）を

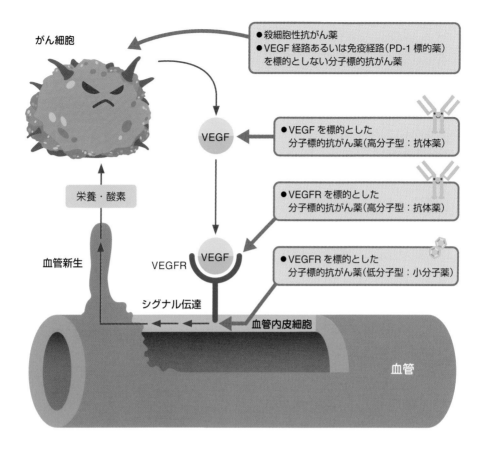

図1-17 VEGFによる血管新生と各種薬剤の作用点
PD-1：プログラム細胞死1受容体，VEGF：血管内皮増殖因子，VEGFR：血管内皮増殖因子受容体

正常化させて，抗がん薬のがん細胞への到達性を改善させる作用も有している（**図1-18**）．このように，分子標的抗がん薬は，がん細胞自身あるいはがん細胞がおかれた環境における分子生物学的特性を修飾するものに大きく分類される．このような分類は，殺細胞性抗がん薬にはない新たな特徴である．

免疫細胞1：樹状細胞

　異常細胞であるがん細胞は，ナチュラルキラー細胞（NK細胞）などによる殺細胞効果によって破壊され，がん細胞の断片（がん抗原）が生じる．免疫細胞である樹状細胞は，破壊により生じたがん抗原を取り込んで，抗原提示細胞（APC）として細胞表面上にある主要組織適合遺伝子複合体（MHC）上に取り込んだがん抗原

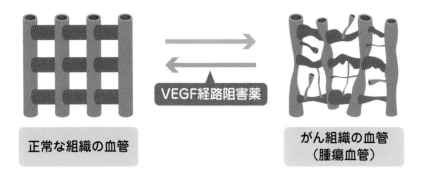

図1-18 がん細胞により新生された血管と正常血管とのちがい
VEGF：血管内皮増殖因子

を提示する．その後リンパ節に移動してT細胞を活性化する．

免疫細胞2：T細胞

　活性化されたT細胞は，がん細胞の表面上に提示されたものと同様のがん抗原を目印に，がん細胞を見つけて破壊し除去する．

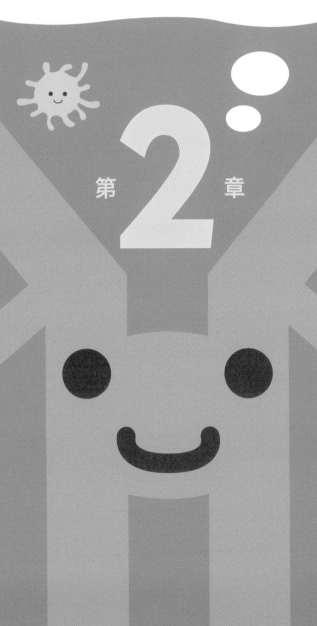

分子標的抗がん薬の
特徴とメカニズム

第 2 章

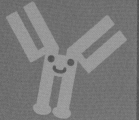

1 細胞外で作用する薬

　がん細胞の増殖には，がん細胞や血管内皮細胞あるいは免疫細胞の膜上に存在する受容体あるいはその受容体に結合する増殖因子等のリガンドが深くかかわっている．また，がん細胞特異的な分化抗原も膜上に存在している．抗体薬は，これらの分子に対して高分子型として細胞外にて作用する薬である．

抗体薬	イメージすべき細胞			
	がん細胞	血管内皮細胞	T細胞	樹状細胞
リガンド標的薬	●	●		
膜受容体標的薬	●	●		
免疫チェックポイント分子標的薬（リガンドおよび膜受容体標的薬双方の特徴を有する）	●		●	●
膜上分化抗原標的薬（血液がん）	●			
膜上分化抗原標的薬（固形がん）	●	●		

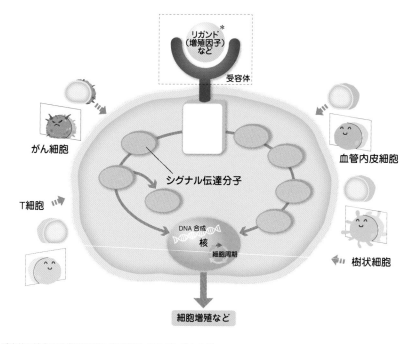

リガンド*（増殖因子）など

受容体

シグナル伝達分子

がん細胞

血管内皮細胞

T細胞

樹状細胞

DNA合成
核
細胞周期

細胞増殖など

* ：受容体に結合する増殖因子などを総称してリガンドとよぶ
　 ：さまざまなシグナル伝達分子を表す

抗体薬 リガンド標的薬

薬 剤	構 造	剤 形	標的分子	対象がん種
ベバシズマブ （アバスチン®）	ヒト化抗体	注射剤 （IgG1）	VEGF	結腸・直腸がん， 非小細胞肺がん， 卵巣がん，子宮頸がん， 乳がん，悪性神経膠腫， 肝細胞がん
アフリベルセプト ベータ （ザルトラップ®）	VEGFR/ IgG1 Fc*	注射剤		結腸・直腸がん

VEGF：血管内皮増殖因子，VEGFR：血管内皮増殖因子受容体
＊：VEGFRの細胞外ドメインとヒトIgG1のFcドメイン（抗体成分）との融合タンパク質で，可溶性のおとり受容体（デコイ受容体）として機能する．
(2021年10月時点での主な国内承認薬)

VEGF阻害薬

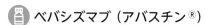 ベバシズマブ（アバスチン®）

　ベバシズマブ（Bevacizumab）は血管内皮増殖因子（VEGF）に対するヒト化抗体である．本抗体薬は，細胞外においてVEGFと特異的に結合することにより，VEGFと血管内皮細胞上の膜受容体であるVEGF受容体（VEGFR）との結合を阻害する．この阻害作用により，血管内皮細胞の増殖による血管新生を抑制して，がん細胞の増殖に必要となる栄養や酸素の供給を絶つことで抗腫瘍効果を示す（図2-1）．また，がん細胞からの刺激により新生された血管（腫瘍血管）は，正常な血管と比較して異常な構造や機能を有していることから，がん細胞への抗がん薬の到達率が低下している．本抗体薬は，このような腫瘍血管の異常を正常化させる作用も有し，この作用によりがん細胞への抗がん薬の到達率が改善されることから，ほかの抗がん薬と併用することで高い抗腫瘍効果を示す（p.25，図1-18）．また，本抗体薬の標的は正常細胞である血管内皮細胞であるため，*KRAS*遺伝子変異を生じない．よって後述するがん細胞を標的とした上皮成長因子受容体（EGFR）阻害薬（抗体薬）のように薬効が*KRAS*遺伝子変異により影響を受けるといった現象は生じない．現在，血管新生阻害薬の1つとして結腸・直腸がんや非小細胞肺がんおよび乳がんなどに使用されている．

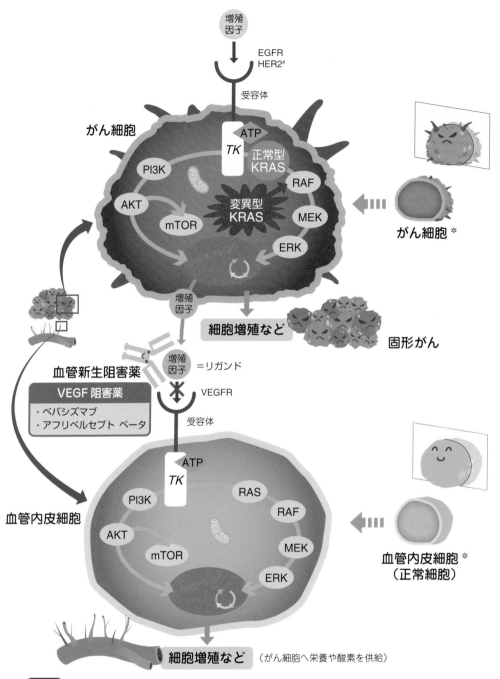

図2-1 リガンド標的薬の作用機序（固形がん）

　がん細胞において変異型KRAS（活性型KRAS）を持つ場合には正常型（野生型）KRASとは異なり，受容体からの
シグナル刺激に依存せず，常に活性化状態にあって，RAFへのシグナルを送りつづけている．#：リガンドは不明

　ATP：アデノシン三リン酸，EGFR：上皮成長因子受容体，ERK：細胞外シグナル調節キナーゼ，HER2：ヒト上
皮成長因子受容体2型，MEK：マイトジェン活性化細胞外シグナル関連キナーゼ，mTOR：哺乳類ラパマイシン
標的タンパク質，PI3K：フォスファチジルイノシトール3キナーゼ，TK：チロシンキナーゼ，VEGF：血管内皮
増殖因子，VEGFR：血管内皮増殖因子受容体

　＊：がん細胞は多様性が豊富で遺伝子の不安定性（遺伝子変異）も高い．一方，血管新生阻害薬が標的とする血管内皮
　　細胞は，正常細胞であり，がん細胞とは大きく性質が異なる．薬剤の効果についても，これらの違いを考慮しなけ
　　ればならない．

💊 アフリベルセプト ベータ（ザルトラップ®）

　アフリベルセプト ベータ（Aflibercept Beta）は，VEGFR-1および2の一部分とヒトIgG1のFc部分を融合させた分子構造を有している．他の抗体薬とは構造上異なっており，抗体に由来するのは分子中のFc部分のみとなることから，ヒト抗体という名称には一部分は該当するが分子全体としてはあてはまらない．しかし，一部抗体成分を含むリガンド阻害活性を有した融合タンパク質であることから本項目に分類した．このような構造特性から本剤はVEGFRに結合する複数のリガンドとの間でおとり受容体（デコイ受容体）として結合を形成させることで本来結合すべきVEGFRとの結合ができなくなることで抗腫瘍効果を示す（**図2-2**）．現在，結腸・直腸がんに使用されている．

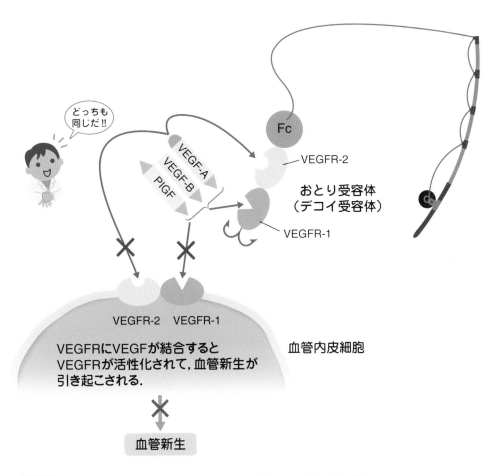

図2-2 アフリベルセプト ベータ（おとり受容体：デコイ受容体）の作用機序
Fc：抗体の定常領域，PlGF：胎盤増殖因子（VEGFファミリー分子），VEGF：血管内皮増殖因子，
VEGFR：血管内皮増殖因子受容体

Column

薬効にかかわる遺伝子型理解のコツ

既によく知られている血液型と同じ考え方で理解できます．つまり血液型検査が，分子標的抗がん薬の場合「コンパニオン診断薬」になります．

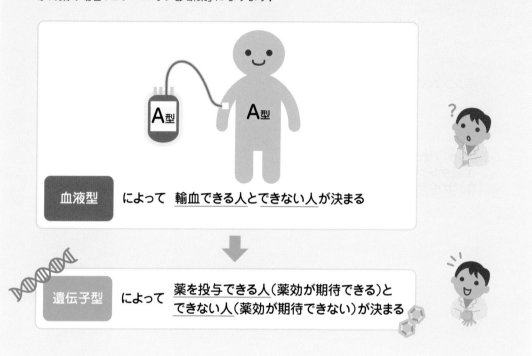

血液型 によって 輸血できる人とできない人が決まる

遺伝子型 によって 薬を投与できる人（薬効が期待できる）とできない人（薬効が期待できない）が決まる

膜受容体標的薬

抗体薬

薬 剤	構 造	結合物質	剤 形	標的分子	適応がん種
セツキシマブ (アービタックス®)	キメラ抗体	–	注射 (IgG1)	EGFR (野生型 KRAS)	結腸・直腸がん 頭頸部がん*
パニツムマブ (ベクティビックス®)	ヒト抗体	–	注射 (IgG2)		結腸・直腸がん
ネシツムマブ (ポートラーザ®)	ヒト抗体	–	注射 (IgG1)	EGFR	非小細胞肺がん*
トラスツズマブ (ハーセプチン®)	ヒト化抗体	–	注射 (IgG1)	HER2	乳がん, 胃がん, 唾液腺がん
トラスツズマブ エムタンシン (カドサイラ®)#	ヒト化抗体	DM1	注射 (IgG1)		乳がん
トラスツズマブ デルクステカン (エンハーツ®)	ヒト化抗体	デルクステ カン	注射 (IgG1)		乳がん, 胃がん
ペルツズマブ (パージェタ®)	ヒト化抗体	–	注射 (IgG1)		乳がん
ラムシルマブ (サイラムザ®)	ヒト抗体	–	注射 (IgG1)	VEGFR-2	胃がん, 結腸・直 腸がん, 非小細胞 肺がん, 肝細胞が ん

デルクステカン：TopI阻害薬, EGFR：上皮成長因子受容体, エムタンシン(DM1)：微小管重合阻害薬, HER2：ヒト上皮成長因子受容体2型, VEGFR-2：血管内皮増殖因子受容体2, #：T-DM1
*：*KRAS*遺伝子型の規定なし

（2021年10月時点での主な国内承認薬）

EGFR阻害薬

💊 セツキシマブ（アービタックス®）

　セツキシマブ（Cetuximab）はEGFRに対するマウス-ヒトキメラ抗体である. 本抗体薬は，細胞外においてEGFR（リガンド結合ドメインⅢ，**図2-3, 2-4**）と特異的に結合することにより，上皮成長因子（EGF）と膜上に存在するEGFRとの結合を阻害する（**図2-5**）. この阻害作用により，EGFRから細胞内への増殖シグナルが抑制されることで抗腫瘍効果を示す. また，本抗体薬は細胞内シグナル伝達分子の1つである*RAS*（*KRAS*および*NRAS*）の遺伝子変異型（活性化型*RAS*）により効果が消失してしまうことから，正常型（野生型）の*RAS*を有してEGFRが

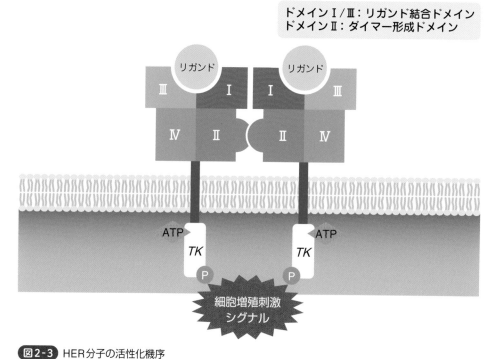

ドメインⅠ/Ⅲ：リガンド結合ドメイン
ドメインⅡ：ダイマー形成ドメイン

リガンド　　リガンド

細胞増殖刺激
シグナル

図2-3 HER分子の活性化機序
ATP：アデノシン三リン酸, P：リン酸化, TK：チロシンキナーゼ

細胞膜上に認められた結腸・直腸がんに対して使用されている（**図2-5**）. なお, 頭頸部がんについては, *RAS*遺伝子の変異型がほとんどないことから*RAS*遺伝子型の規定が設けられていない. このようにがん種によってがん化を引き起こす遺伝子の変異は異なっている. このことは, がん医療が現在の組織名称による分類から, がんゲノム医療として遺伝子型での分類に移行しつつあり, 現在よりもがん医療はより理解はしやすくなると思われる.

　また近年, 遺伝子変異による活性化型RAS（KRAS G12C変異）に対する小分子薬が開発され, 臨床試験において有効性が確認されている.

パニツムマブ（ベクティビックス®）

　パニツムマブ（Panitumumab）はEGFRに対するヒト抗体である. 本抗体薬は, セツキシマブ同様に細胞外においてEGFR（リガンド結合ドメインⅢ, **図2-3, 2-4**）と特異的に結合することにより, EGFとがん細胞の膜上に存在するEGFRとの結合を阻害する（**図2-5**）. この阻害作用により, EGFRから細胞内への増殖シグナルが抑制されることで抗腫瘍効果を示す. また, 本抗体薬はセツキシマブ同様に*KRAS*の遺伝子変異型（活性化型*KRAS*）により効果が消失してしまうこと

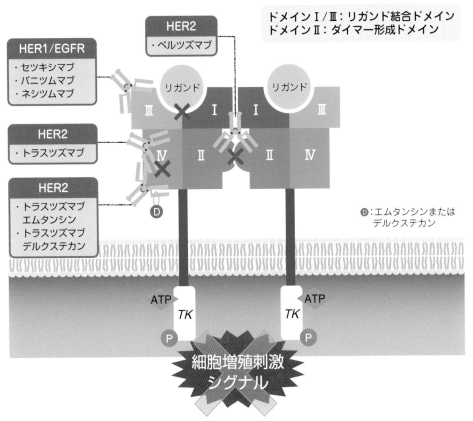

ドメインⅠ/Ⅲ：リガンド結合ドメイン
ドメインⅡ：ダイマー形成ドメイン

HER2
・ペルツズマブ

HER1/EGFR
・セツキシマブ
・パニツムマブ
・ネシツムマブ

HER2
・トラスツズマブ

HER2
・トラスツズマブ
エムタンシン
・トラスツズマブ
デルクステカン

Ⓓ：エムタンシンまたは
デルクステカン

ATP

ATP

TK

TK

P

P

細胞増殖刺激
シグナル

図2-4 HER分子標的抗がん薬の作用点
後述する小分子薬のチロシンキナーゼ阻害薬(TKI)は，細胞内にて図中のATP結合部位に作用して，抗腫瘍効果を示す.
ATP：アデノシン三リン酸，P：リン酸化，TK：チロシンキナーゼ

から，正常型(野生型)の*KRAS*を有した結腸・直腸がんに使用されている(**図 2-5**).

📔 ネシツムマブ(ポートラーザ®)

ネシツムマブ(Necitumumab)はEGFRに対するヒト抗体である. 本抗体薬は，上記2剤と同様の特性を有することで抗腫瘍効果を示す(**図2-4, 2-5**). なお，現在非小細胞肺がんに使用されているが，*KRAS*遺伝子の変異型が確認されていないことからセツキシマブの頭頸部がんでの使用と同様に*KRAS*遺伝子型の規定が設けられていない.

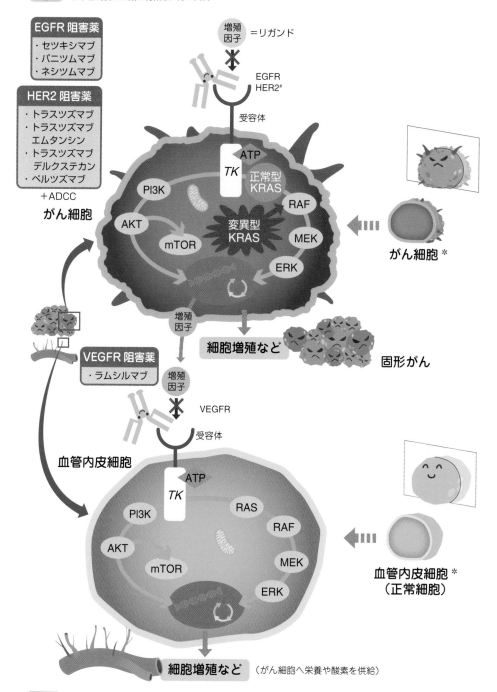

図2-5 膜受容体標的薬の作用機序（固形がん）

EGFR阻害薬（抗体薬）は，結腸・直腸がんで変異型KRAS（活性型KRAS）を持つ場合には効果が期待できないため使用しない．変異型KRASは正常型（野生型）KRASとは異なり，受容体からのシグナル刺激に依存せず，常に活性化状態にある．よって，RAFへのシグナルを送りつづけていることからEGFR阻害薬（抗体薬）の効果が消失することが理由である．#：リガンドは不明

ADCC：抗体依存性細胞介在性細胞傷害，ATP：アデノシン三リン酸，EGFR：上皮成長因子受容体，ERK：細胞外シグナル調節キナーゼ，HER2：ヒト上皮成長因子受容体2型，MEK：マイトジェン活性化細胞外シグナル関連キナーゼ，mTOR：哺乳類ラパマイシン標的タンパク質，PI3K：フォスファチジルイノシトール3キナーゼ，TK：チロシンキナーゼ，VEGF：血管内皮増殖因子，VEGFR：血管内皮増殖因子受容体

＊：がん細胞は多様性が豊富で遺伝子の不安定性（遺伝子変異）も高い．一方，血管新生阻害薬が標的とする血管内皮細胞は，正常細胞であり，がん細胞とは大きく性質が異なる．薬剤の効果についても，これらの違いを考慮しなければならない．

HER2阻害薬

🧪 トラスツズマブ（ハーセプチン®）

　トラスツズマブ（Trastuzumab）はヒト上皮成長因子受容体2型（HER2）に対するヒト化抗体である．本抗体薬は，細胞外において膜上に存在するHER2受容体（ドメインⅣ，**図2-3**，**2-4**）に特異的に結合し，その結合した抗体薬に対して免疫細胞が集まり，細胞傷害作用により抗腫瘍効果を示す（**図2-3**，**2-4**，**2-5**）．この作用は，抗体依存性細胞介在性細胞傷害作用（ADCC）とよばれる．また，ほかに本抗体薬がHER2受容体に結合し，HER2受容体の数を減少させて細胞増殖シグナルを抑制する機序もあるとされている．なお，HER2受容体のリガンドは不明である．現在，HER2が細胞膜上に認められた乳がん，胃がんおよび唾液腺がんに使用されている．このHER2分子はがんの発症にかかわる原因分子の1つとされている．

🧪 トラスツズマブ エムタンシン（カドサイラ®）

　トラスツズマブ エムタンシン（Trastuzumab emtansine）は，HER2に対するヒト化抗体であるトラスツズマブに微小管重合阻害作用を有するエムタンシン（DM1）を結合させたものである（**図2-4**）．本抗体薬は，トラスツズマブと同様に細胞外において膜上に存在するHER2受容体（ドメインⅣ，**図2-4**，**2-5**）に特異的に結合し，同様な機序を介した抗腫瘍効果とともに抗体薬に結合した抗がん薬であるエムタンシンが有する殺細胞作用による抗腫瘍効果もあわせて有している．現在，HER2が細胞膜上に認められる乳がんに使用されている．

🧪 トラスツズマブ デルクステカン（エンハーツ®）

　トラスツズマブ デルクステカン（Trastuzumab Deruxtecan）は，HER2に対するヒト化抗体であるトラスツムマブにトポイソメラーゼⅠ阻害作用を有するデルクステカンを結合させたものである（**図2-4**）．本抗体薬は，トラスツズマブと同様に細胞外において膜上に存在するHER2受容体（ドメインⅣ，**図2-4**，**2-5**）に特異的に結合し，同様な機序を介した抗腫瘍効果とともに抗体薬に結合した抗がん薬であるデルクステカンが有する殺細胞作用による抗腫瘍効果もあわせて有している．現在，HER2が細胞膜上に認められる乳がんおよび胃がんに使用されている．

💊 ペルツズマブ（パージェタ®）

　膜受容体であるHERファミリーは**図2-3**に示したように，細胞外に共通する4つのドメイン（Ⅰ，Ⅱ，Ⅲ，およびⅣと表記される）を有している．ⅠおよびⅢはリガンド結合ドメインとして機能し，Ⅱはリガンドが結合して受容体が活性化するために二量体（ダイマー）を形成する際に働くダイマー形成ドメインである．ペルツズマブ（Pertuzumab）は，HER2に対するヒト化抗体で，細胞外においてHER2受容体のドメインⅡに特異的に結合して受容体の活性化に必要なダイマー形成を阻害する作用により抗腫瘍効果を示す（**図2-4，2-5**）．HER2を含むダイマーの組み合わせのなかでもっとも増殖刺激の強いものはHER2-HER3ダイマーである．なお，本剤は，トラスツズマブ同様にADCCによる抗腫瘍効果もあわせ持っている．現在，HER2が細胞膜上に認められる乳がんに使用されている．

VEGFR-2阻害薬

💊 ラムシルマブ（サイラムザ®）

　ラムシルマブ（Ramucirumab）は，VEGFR-2に対するヒト抗体である（**図2-5**）．本抗体薬は，細胞外においてVEGFR-2と特異的に結合することによりVEGFとVEGFR-2との結合を阻害する．この阻害作用により，血管内皮細胞の増殖による血管新生を抑制して，がん細胞の増殖に必要となる栄養や酸素の供給を絶つことで抗腫瘍効果を示す．現在，胃がん，結腸・直腸がん，非小細胞肺がん，および肝細胞がんに使用されている．

抗体薬

免疫チェックポイント分子標的薬

薬 剤	構 造	結合物質	剤 形	標的分子	適応がん種
ニボルマブ (オプジーボ®)	ヒト抗体	–	注射 (IgG1)	PD-1	悪性黒色腫, 非小細胞肺がん, 腎細胞がん, ホジキンリンパ腫, 頭頸部がん, 胃がん, 悪性胸膜中皮腫, 食道がん, MSI-Highを有する結腸・直腸がん, 原発不明がん
ペムブロリズマブ (キイトルーダ®)	ヒト化抗体	–	注射 (IgG4)		悪性黒色腫, 非小細胞肺がん(PD-L1陽性), ホジキンリンパ腫, 尿路上皮がん, MSI-Highを有する固形がん, 腎細胞がん, 頭頸部がん, 食道がん, 乳がん(PD-L1陽性), 子宮体がん
アベルマブ (バベンチオ®)	ヒト抗体	–	注射 (IgG1)	PD-L1	メルケル細胞がん, 腎細胞がん, 尿路上皮がん
アテゾリズマブ (テセントリク®)	ヒト化抗体	–	注射 (IgG1)		非小細胞肺がん, 小細胞肺がん, 乳がん, 肝細胞がん
デュルバルマブ (イミフィンジ®)	ヒト抗体	–	注射 (IgG1)		非小細胞肺がん, 進展型小細胞肺がん
イピリムマブ (ヤーボイ®)	ヒト抗体	–	注射 (IgG1)	CTLA-4	悪性黒色腫, 腎細胞がん, MSI-Highを有する結腸・直腸がん, 非小細胞肺がん, 悪性胸膜中皮腫

CTLA-4：細胞傷害性Tリンパ球抗原-4, MSI-High；高頻度マイクロサテライト不安定性(遺伝子の修復機能の低下を示す遺伝子異常), PD-1：プログラム細胞死1受容体, PD-L1：プログラム細胞死リガンド1

(2021年10月時点での主な国内承認薬)

PD-1 阻害薬

🧪 ニボルマブ（オプジーボ®）

　ニボルマブ（Nivolumab）は，プログラム細胞死1受容体（PD-1）に対するヒト抗体である（p.11，**図1-9**，**図2-6**，**2-8**）．本抗体薬は，T細胞上にあるPD-1と特異的に結合することにより共抑制シグナル（免疫力に対するブレーキ）を誘導するPD-1とPD-L1との結合を阻害する．この阻害作用により，がん抗原特異的なT細胞が再び活性化され，その細胞傷害活性により抗腫瘍効果を示す．また，本剤は高頻度マイクロサテライト不安定性（MSI-High）という遺伝子の修復機能の低下を示す遺伝子異常を有したがん細胞にも効果が認められている（**図2-7**）．マイクロサテライトとは，1ないしは数塩基からなる繰り返し配列であり，DNAが複製される際にミスが生じやすいことが知られている．このミスはミスマッチ修復機能にて修復されて正常なDNAが複製されていく．しかし，この機能が働かなくなるとミスが蓄積されがん化を引き起こすこととなり，この現象がMSI-Highとよばれていて，専用の検査にて調べることができる．現在本剤は，悪性黒色腫，非小細胞肺がん，腎細胞がんなどをはじめ，MSI-Highを有する結腸・直腸がんに対して使用されている．

🧪 ペムブロリズマブ（キイトルーダ®）

　ペムブロリズマブ（Pembrolizumab）は，標的分子はニボルマブ同様にPD-1を標的分子としているが，構造は異なりヒト化抗体となっている（**図2-6**，**2-8**）．作用機序は，ニボルマブと同様であり，現在悪性黒色腫，非小細胞肺がん，ホジキンリンパ腫等をはじめ，MSI-Highを有する固形がん（p.3，**図1-1**，**図2-7**）に使用されているが，がん種によりPD-L1の発現を確認する必要がある．また，本剤は臨床試験において，がんゲノム医療の概念であるMSI-Highの固形がんに続いてがん遺伝子パネル検査にて判明したTMB-High（腫瘍遺伝子高変異量）の固形がんにおいても有効性が確認されている（**図1-1**，**図2-7**）．

PD-L1 阻害薬

🧪 アベルマブ（バベンチオ®）

　アベルマブ（Abelumab）は，プログラム細胞死リガンド（PD-L1）に対するヒト抗体である（**図2-6**，**2-8**）．本抗体薬は，がん細胞および樹状細胞上にあるPD-L1と特異的に結合することにより共抑制シグナル（免疫力に対するブレー

"自然免疫"　　　　　　　　　"獲得免疫"

| がん抗原 | → | 樹状細胞 | → | リンパ節 | → | キラーT細胞/ヘルパーT細胞 | → | がん細胞 |

ステップ❷に対する阻害薬の作用 不活化されたT細胞の再活性化・・・・・・・・・・・

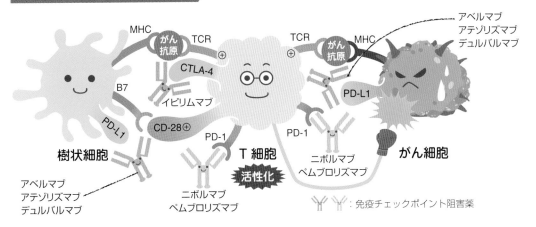

図2-6 免疫チェックポイント分子標的薬の作用機序

B7/CTLA-4：共抑制分子結合，CTLA-4：細胞傷害性T細胞抗原4，MHC：主要組織適合遺伝子複合体，MHC/がん抗原/TCR：共刺激分子結合，PD-1：プログラム細胞死1受容体，PD-L1：プログラム細胞死リガンド1，PD-L1/PD-1：共抑制分子結合，TCR：T細胞受容体，⊖：抑制シグナル（ブレーキ），⊕：活性化シグナル（アクセル）

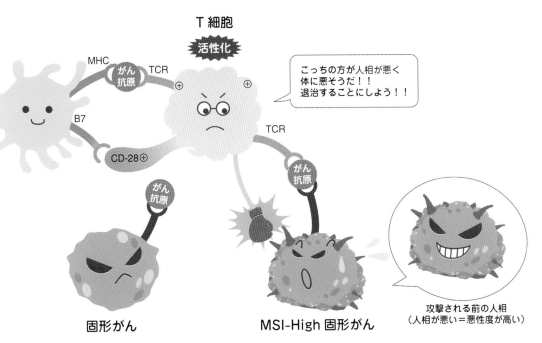

図2-7 免疫チェックポイント阻害薬にて再活性化されたT細胞とMSI-High固形がんとの関連性を示したイメージ

上記のMSI-Highに関する概念イメージは，言葉を変えてTMB-High（腫瘍遺伝子高変異量）に関しても同様なイメージで解釈することが可能である．よって，本イメージは共通の概念となる．
MSI-High：高頻度マイクロサテライト不安定性

キ）を誘導するPD-1とPD-L1との結合を阻害する．この阻害作用により，がん抗原特異的なT細胞が再び活性化され，その細胞傷害活性により抗腫瘍効果を示す．現在本剤は，メルケル細胞がんや腎細胞がん等に対して使用されている．

🧪 アテゾリズマブ（テセントリク®）

　アテゾリズマブ（Atezolizumab）は，PD-L1に対するヒト化抗体である（**図2-6, 2-8**）．本抗体薬は，アベルマブ同様にがん細胞および樹状細胞上にあるPD-L1と特異的に結合することにより共抑制シグナル（免疫力に対するブレーキ）を誘導するPD-1とPD-L1との結合を阻害して抗腫瘍効果を示す．現在本剤は，非小細胞肺がんや乳がん等に対して使用されている．

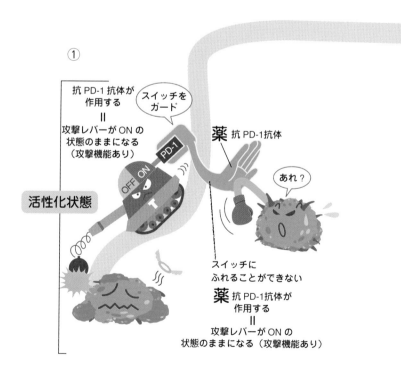

①：抗PD-1抗体薬の作用機序
②：抗PD-L1抗体薬の作用機序

図2-8 免疫チェックポイント阻害薬の作用機序に関するイメージ

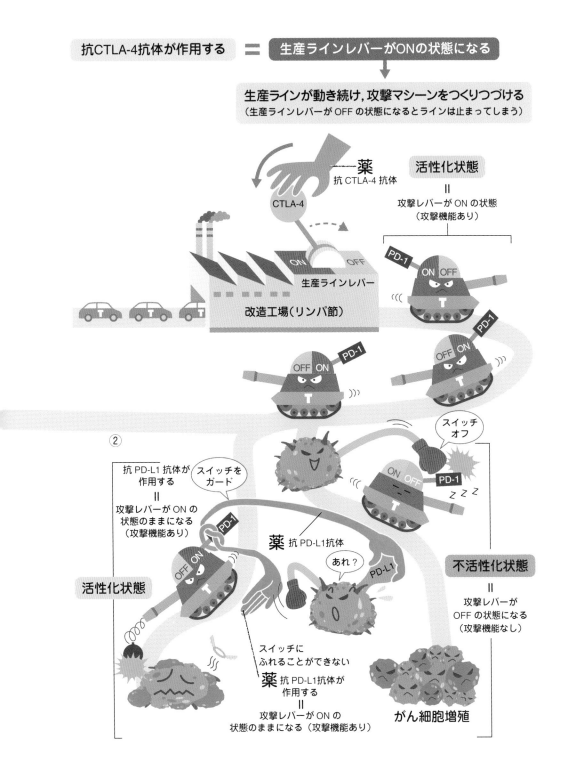

抗CTLA-4抗体が作用する ＝ 生産ラインレバーがONの状態になる

生産ラインが動き続け，攻撃マシーンをつくりつづける
（生産ラインレバーが OFF の状態になるとラインは止まってしまう）

薬 抗 CTLA-4 抗体

CTLA-4

活性化状態
＝
攻撃レバーが ON の状態
（攻撃機能あり）

ON OFF
生産ラインレバー
改造工場（リンパ節）

PD-1

PD-1

OFF ON

OFF ON

②

抗 PD-L1 抗体が
作用する
＝
攻撃レバーが ON の
状態のままになる
（攻撃機能あり）

スイッチを
ガード

スイッチ
オフ

ON OFF
PD-1
ZZZ

PD-1

薬 抗 PD-L1抗体

あれ？
PD-L1

不活性化状態
＝
攻撃レバーが
OFF の状態になる
（攻撃機能なし）

活性化状態

OFF ON

スイッチに
ふれることができない
薬 抗 PD-L1抗体が
作用する
＝
攻撃レバーが ON の
状態のままになる（攻撃機能あり）

がん細胞増殖

⫘ デュルバルマブ（イミフィンジ®）

　デュルバルマブ（Durvalumab）は，PD-L1に対するヒト抗体である（**図2-6**，**2-8**）．本抗体薬は，アベルマブ同様にがん細胞および樹状細胞上にあるPD-L1と特異的に結合することにより共抑制シグナル（免疫力に対するブレーキ）を誘導するPD-1とPD-L1との結合を阻害して抗腫瘍効果を示す．現在本剤は，非小細胞肺がんや小細胞肺がんに対して使用されている．

CTLA-4阻害薬

⫘ イピリムマブ（ヤーボイ®）

　イピリムマブ（Ipilimumab）は，細胞傷害性Tリンパ球抗原-4（CTLA-4）に対するヒト抗体である（**図2-6**，**2-8**）．本抗体薬は，T細胞上の共抑制分子であるCTLA-4と特異的に結合することにより共抑制シグナル（免疫力に対するブレーキ）を誘導するB7とCTLA-4との結合を阻害する．この阻害作用により，活性化T細胞に対する共抑制シグナルが解除されることにより，がん抗原特異的なT細胞が再び活性化され，その細胞傷害活性により抗腫瘍効果を示す．また，本剤は免疫応答を抑制するTreg上のCTLA-4に特異的に結合しADCCによりTreg数を減少させることにより免疫抑制が解除され，がん抗原特異的なT細胞が再び活性化される機序によっても，抗腫瘍効果を示す．現在，悪性黒色腫や腎細胞がん等に加え，MSI-Highを有する結腸・直腸がんに対して使用されている（**図2-7**）．

抗体薬 膜上分化抗原標的薬

薬剤	抗体構造	結合物質等	剤形	標的分子	対象がん種
リツキシマブ (リツキサン®)	キメラ	−	注射剤 (IgG1)		CD20陽性(B細胞性非ホジキンリンパ腫, 慢性リンパ性白血病), 免疫抑制状態下のCD20陽性のB細胞性リンパ増殖性疾患, 多発血管炎性肉芽腫症
オファツムマブ (アーゼラ®)	ヒト	−	注射剤 (IgG1)	CD20	CD20陽性慢性リンパ性白血病
イブリツモマブ チウキセタン (ゼヴァリン®)	マウス	111In, 90Y	注射剤 (IgG1)		CD20陽性低悪性度B細胞性非ホジキンリンパ腫, CD20陽性マントル細胞リンパ腫
オビヌツズマブ (ガザイバ®)	ヒト化	糖鎖改変型	注射剤 (IgG1)		CD20陽性濾胞性リンパ腫
イノツズマブ オゾガマイシン (ベスポンサ®)	ヒト化	カリケアマイシン誘導体	注射剤 (IgG4)	CD22	CD22陽性ALL
ブレンツキシマブ ベドチン (アドセトリス®)	キメラ	モノメチルアウリスタチンE	注射剤 (IgG1)	CD30	CD30陽性ホジキンリンパ腫, CD30陽性末梢性T細胞リンパ腫
ゲムツズマブ オゾガマイシン (マイロターグ®)	ヒト化	カリケアマイシン誘導体	注射剤 (IgG1)	CD33	CD33陽性急性骨髄性白血病
ダラツムマブ (ダラザレックス®)	ヒト	−	注射剤 (IgG1)	CD38	多発性骨髄腫
イサツキシマブ (サークリサ®)	キメラ	−	注射剤 (IgG1)		
アレムツズマブ (マブキャンパス®)	ヒト化	−	注射剤 (IgG1)	CD52	CLL
ポラツズマブ ベドチン (ポライビー®)	ヒト化	モノメチルアウリスタチンE	注射剤 (IgG1)	CD79b	DLBCL
モガムリズマブ (ポテリジオ®)	ヒト化	糖鎖改変型	注射剤 (IgG1)	CCR4	CCR4陽性のリンパ腫(成人T細胞白血病リンパ腫, 末梢性T細胞リンパ腫), 皮膚T細胞性リンパ腫

薬　剤	抗体構造	結合物質等	剤　形	標的分子	対象がん種
エロツズマブ （エムプリシティ®）	ヒト化	–	注射剤 （IgG1）	SLAMF7	多発性骨髄腫
ブリナツモマブ （ビーリンサイト®）*	マウス	–	注射剤	CD3/ CD19 BiTE	B細胞性急性リンパ性白 血病
ジヌツキシマブ （ユニツキシン®）	キメラ	–	注射剤 （IgG1）	GD2	神経芽腫

ALL：急性リンパ性白血病，CCR4：CCケモカイン受容体4，BiTE：CD3/CD19-bispecific T cell engaging，CLL：慢性リンパ性白血病，DLBCL：びまん性大細胞型B細胞リンパ腫，GD2：ヒトジシアロガングリオシド2，SLAMF7：シグナル伝達リンパ球活性化分子7，111In：インジウム（ガンマ線を放出して薬剤の生体内における集積部位を事前に調べる目的で使用される），90Y：イットリウム（ベータ線を放出して殺細胞作用を有する），カリケアマイシン誘導体：抗腫瘍性抗生物質，モノメチルアウリスタチンE：微小管阻害薬，*人工的に作成された一本鎖抗体薬

（2021年10月時点での主な国内承認薬）

　細胞外の分子を標的とする抗体薬において，リガンドあるいは細胞膜上にある増殖因子受容体のほかに，細胞膜上にある細胞特異的な分化抗原を標的としたものがある．両者における大きな違いは作用機序にある．リガンド阻害薬あるいは膜受容体阻害薬は，標的とする分子の機能を直接阻害することにより抗腫瘍効果を示すが，膜上分化抗原を標的とする抗体薬は，標的とする細胞の識別を目的としており，抗体薬自身が直接結合することで抗腫瘍効果を示すのではなく，抗体薬を介した二次的な作用によるものである．具体的には，補体や免疫細胞によって引き起こされる補体依存性細胞傷害作用（CDC）および抗体依存性細胞介在性細胞傷害作用（ADCC）や抗体薬に結合された放射性物質あるいは抗がん薬が効果の源となっている（図2-9, 2-10, 2-11）．なお，膜受容体阻害薬であるトラスツズマブ（ハーセプチン®）は，HER2受容体の機能を抑制するとともに，ADCCによる抗腫瘍効果もあわせ持っている．また，抗体薬に抗がん薬を結合させた前述のトラスツズマブ エムタンシンやトラスツズマブ デルクステカンは，本項にて説明されている抗がん薬を結合させた抗体薬による抗腫瘍効果も有している（図2-10）．

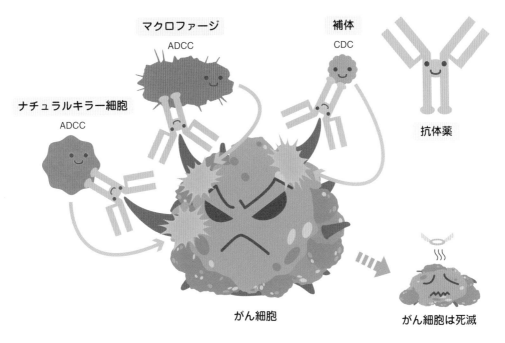

図2-9 抗体薬による補体依存性細胞傷害作用（CDC）と抗体依存性細胞介在性細胞傷害作用（ADCC）
（血液がん）

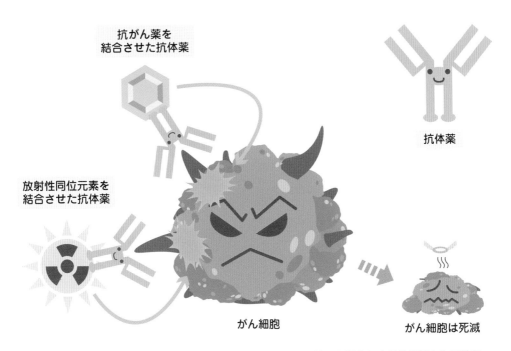

図2-10 放射性同位元素または抗がん薬を結合させた膜上分化抗原を標的とする抗体薬の作用機序
（血液がん）

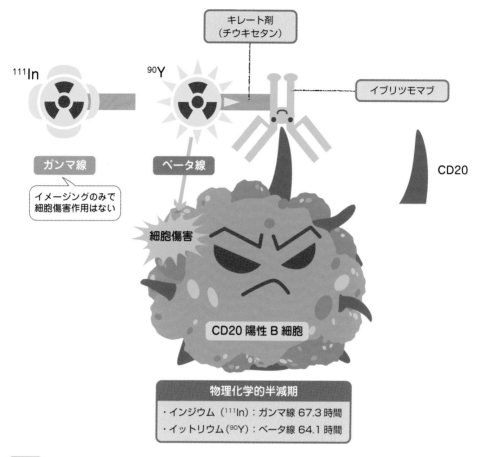

図2-11 イットリウム(^{90}Y)イブリツモマブ・チウキセタンの作用機序（血液がん）

イブリツモマブは，リツキシマブ同様にCD20抗原に結合し，同分子上においてキレート剤であるチウキセタン（MX-DTPA）を介して結合した^{90}Yからのベータ線放出により細胞傷害を誘発する．殺細胞作用に関しては，リツキシマブと標的分子は同様であるが，機序は異なったものとなっている．また，ガンマ線を放出するインジウム（^{111}In）で標識された薬剤は，本剤の生体内分布のイメージングのみの作用を有し，ベータ線のような細胞傷害作用はない．

CD20標的薬

リツキシマブ（リツキサン®）

　CD20抗原は，B細胞が分化成熟していく段階のなかで，とくに増殖活性が高い時期に特異的に細胞表面に発現する分化抗原の1つである．リツキシマブ（Rituximab）はCD20抗原に対するマウス-ヒトキメラ抗体である．本抗体薬は，細胞膜上においてCD20抗原と特異的に結合し，CDCおよびADCCにより抗腫瘍効果を示す（図2-9）．CDCは，抗体薬が細胞表面上にある分化抗原に結合した後，その結合した抗体薬に補体成分が結合して補体を活性化させ，抗体薬が結合した細胞に対して細胞溶解を引き起こす．また，ADCCは，細胞表面に結合した抗体薬に免疫細胞であるナチュラルキラー細胞（NK細胞）やマクロファージが結合して

抗体薬が結合した細胞を破壊する. 現在, CD20陽性のB細胞性非ホジキンリンパ腫, CD20陽性の慢性リンパ性白血病, および免疫抑制状態下のCD20陽性のB細胞性リンパ増殖性疾患などに使用されている.

🧪 オファツムマブ(アーゼラ®)

オファツムマブ(Ofatumumab)は, B細胞の膜上に存在するCD20抗原に対するヒト抗体である. 本抗体薬は, 細胞外において膜上に存在するCD20抗原と特異的に結合し, CDCおよびADCCにより抗腫瘍効果を示す(図2-9). CDCについてはリツキシマブよりも強力な活性を有している. 現在, CD20陽性の慢性リンパ性白血病に使用されている.

🧪 イブリツモマブ チウキセタン(ゼヴァリン®)

イブリツモマブ チウキセタン(Ibritumomab tiuxetan)はB細胞の細胞膜上に存在するCD20抗原に対するマウス抗体にガンマ線を放出する放射性同位元素であるインジウム(^{111}In)またはベータ線を放出するイットリウム(^{90}Y)を結合させたものである. インジウム抗体薬には, 殺細胞作用はなく, 本剤の使用にあたり, 生体への悪影響を最小限にとどめるためにあらかじめ生体内における集積部位を調べるためのものである. インジウム抗体薬の異常集積が認められなければ引き続きイットリウム抗体薬を用いた治療が行われる(図2-11). 本抗体薬は, 細胞外において膜上に存在するCD20抗原に特異的に結合した後, 抗体薬に結合したイットリウムが有する殺細胞作用により抗腫瘍効果を示す(図2-10, 2-11). 現在, CD20陽性の低悪性度B細胞性非ホジキンリンパ腫およびCD20陽性のマントル細胞リンパ腫に使用されている.

🧪 オビヌツズマブ(ガザイバ®)

オビヌツズマブ(Obinutuzumab)は, Fc領域の糖鎖を改変して結合力を高めたCD20抗原に対するヒト化抗体である. 本抗体薬は, 細胞外において細胞膜上に存在するCD20抗原と特異的に結合し, CDCおよびADCCにより抗腫瘍効果を示す(図2-9). CDCについてはリツキシマブよりも強力な活性を有している. 現在, CD20陽性の濾胞性リンパ腫に使用されている.

CD22標的薬

🧪 イノツズマブ オゾガマイシン(ベスポンサ®)

　イノツズマブ オゾガマイシン(Inotuzumab Ozogamicin)は白血病細胞の細胞膜上に存在するCD22抗原に対するヒト化抗体に抗腫瘍性抗生物質であるカリケアマイシンの誘導体を結合させたものである．本抗体薬は，細胞外において膜上に存在するCD22抗原に特異的に結合し，その後細胞内に取り込まれて抗体薬に結合した抗がん薬が有する殺細胞作用により抗腫瘍効果を示す(図2-10)．現在，CD22陽性の急性リンパ性白血病に使用されている．

CD30標的薬

🧪 ブレンツキシマブ ベドチン(アドセトリス®)

　ブレンツキシマブ ベドチン(Brentuximab vedotin)は，血液腫瘍であるリンパ腫細胞の細胞膜上に存在するCD30抗原に対するマウス-ヒトキメラ抗体であるブレンツキシマブに微小管重合阻害作用を有するモノメチルアウリスタチンEをプロテアーゼで切断されるリンカーを介して結合させたものである．本抗体薬は，細胞外において膜上に存在するCD30抗原に特異的に結合した後，細胞内に取り込まれリンカー部分が切断されて遊離した抗がん薬が有する殺細胞作用により抗腫瘍効果を示す(図2-10)．現在，CD30陽性のホジキンリンパ腫およびCD30陽性の末梢性T細胞リンパ腫に使用されている．

CD33標的薬

🧪 ゲムツズマブ オゾガマイシン(マイロターグ®)

　ゲムツズマブ オゾガマイシン(Gemtuzumab Ozogamicin)は白血病細胞の細胞膜上に存在するCD33抗原に対するヒト化抗体に抗腫瘍性抗生物質であるカリケアマイシンの誘導体を結合させたものである．本抗体薬は，細胞外において膜上に存在するCD33抗原に特異的に結合し，その後細胞内に取り込まれて抗体薬に結合した抗がん薬が有する殺細胞作用により抗腫瘍効果を示す(図2-10)．現在，CD33陽性の急性骨髄性白血病に使用されている．

CD38標的薬

🧪 ダラツムマブ(ダラザレックス®)

　ダラツムマブ(Daratumumab)は，腫瘍細胞の細胞膜上に存在するCD38抗原

に対するヒト抗体である．本抗体薬は，細胞外において膜上に存在するCD38抗原と特異的に結合し，CDCおよびADCCにより抗腫瘍効果を示す（**図2-9**）．現在，多発性骨髄腫に使用されている．

🧪 イサツキシマブ（サークリサ®）

イサツキシマブ（Isatuximab）は，腫瘍細胞の細胞膜上に存在するCD38抗原に対するキメラ抗体である．本抗体薬は，ダラツムマブ同様の作用により抗腫瘍効果を示す（**図2-9**）．現在，多発性骨髄腫に使用されている．

CD52標的薬

🧪 アレムツズマブ（マブキャンパス®）

アレムツズマブ（Alemtuzumab）は，白血病細胞の細胞膜上に存在するCD52抗原に対するヒト化抗体である．本抗体薬は，細胞外において膜上に存在するCD52抗原と特異的に結合し，CDCおよびADCCにより抗腫瘍効果を示す（**図2-9**）．現在，慢性リンパ性白血病に使用されている．

CD79b標的薬

🧪 ポラツズマブ ベドチン（ポライビー®）

ポラツズマブ ベドチン（Polatuzumab vedotin）は，リンパ腫細胞の細胞膜上に存在するCD79b抗原に対するヒト化抗体であるポラツズマブに微小管重合阻害作用を有するモノメチルアウリスタチンEをプロテアーゼで切断されるリンカーを介して結合させたものである．本抗体薬は，細胞外において膜上に存在するCD79b抗原に特異的に結合した後，細胞内に取り込まれリンカー部分が切断されて遊離した抗がん薬が有する殺細胞作用により抗腫瘍効果を示す（**図2-10**）．現在，びまん性大細胞型B細胞リンパ腫に使用されている．

CCR4標的薬

🧪 モガムリズマブ（ポテリジオ®）

CCケモカイン受容体4（CCR4）は，白血球の遊走に関与するケモカイン受容体で，正常組織ではサイトカインを産生するヘルパー2型T細胞や免疫系の抑制機能に関与する抑制性T細胞に選択的に発現している．また，成人性T細胞白血病リンパ腫においては，約90％の症例で発現していることが判明している．

　モガムリズマブ（Mogamulizumab）は，CCR4に対するヒト化抗体である．本抗体は，細胞膜上においてCCR4と特異的に結合し，ADCC活性により抗腫瘍効果を示す（**図2-9**）．なおCDC活性や中和活性は認められていない．本剤にはADCC活性を高める高ADCC活性抗体作製技術（ポテリジェント）が導入されている．この技術は抗体が有する糖鎖のフコースを低下させることによりADCC活性を100倍以上に高めることを可能にしたものである（**図2-12**）．現在CCR4陽性の成人T細胞白血病リンパ腫，CCR4陽性の末梢性T細胞リンパ腫，および皮膚T細胞性リンパ腫に使用されている．

SLAMF7標的薬

💊 エロツズマブ（エムプリシティ®）

　エロツズマブ（Elotuzumab）は，NK細胞および骨髄腫細胞の細胞膜上に存在するシグナル伝達リンパ球活性化分子7（SLAMF7）に対するヒト化抗体である．本抗体薬は，NK細胞の細胞膜上に存在するSLAMF7と特異的に結合して活性化

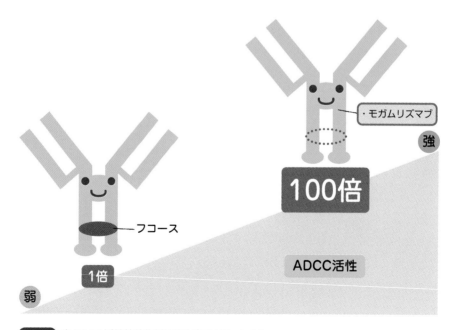

図2-12 高ADCC活性抗体作製技術（ポテリジェント）
　　抗体が有するフコース糖鎖を低下させて，ADCC活性化を100倍以上高める技術であるポテリジェントが導入された抗体薬がモガムリズマブである．
　　＊ADCC：抗体依存性細胞介在性傷害作用

を引き起こす．その後，活性化されたNK細胞が骨髄腫細胞の細胞膜上の SLAMF7に結合した抗体を介してADCCにより抗腫瘍効果を示す（図2-9，2-13）．現在，多発性骨髄腫に使用されている．

CD3・CD19標的薬

🧪 ブリナツモマブ（ビーリンサイト®）

　ブリナツモマブ（Blinatumomab）は，CD3とCD19に対する2種類のマウスモノクローナル抗体のFab（抗体の可変領域）を遺伝子組み換え技術を用いて人工的に結合させた一本鎖抗体薬である．本抗体薬の特性としては，両分子に同時に結合することができる二重特異性抗体である．本薬剤はこの特性により，細胞傷害性T細胞（CTL）の細胞膜上に存在するCD3抗原とB細胞腫瘍の細胞膜上に存

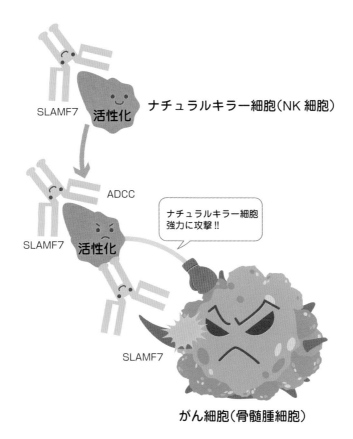

図2-13 エロツズマブの作用機序（血液がん）

ADCC：抗体依存性細胞介在性傷害作用
SLAMF7：シグナル伝達リンパ球活性化分子7

在するCD19抗原を架橋することでT細胞を活性化し，CD19陽性の腫瘍細胞に傷害を与えることで抗腫瘍効果を示す（**図2-14**）．現在，B細胞性急性リンパ性白血病に使用されている．

GD2標的薬

💊 **ジヌツキシマブ（ユニツキシン®）**

ジヌツキシマブ（Dinutuximab）は，神経芽腫細胞等の細胞膜上に存在するヒトジシアロガングリオシド（GD2）抗原に対するマウス-ヒトキメラ抗体である．本抗体薬は，細胞外において膜上に存在するGD2抗原と特異的に結合し，CDCおよびADCCにより抗腫瘍効果を示す．CDCおよびADCCについては，**図2-9**（p.47）に示した通りである．なお，本剤は，固形がんに作用するため，イメージする細胞としては，**図2-5**（p.36）のようながん細胞と血管内皮細胞になる．現在，神経芽腫に使用されている．

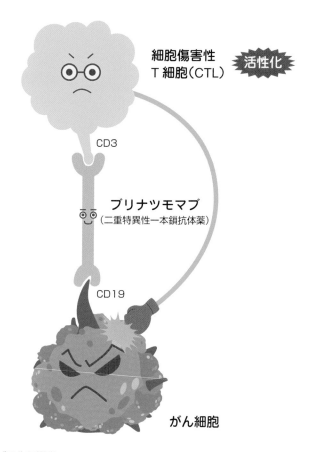

図2-14 ブリナツモマブの作用機序

コンパニオン診断薬

　分子標的抗がん薬は，がん細胞の増殖などに密接に関与している増殖因子や，その受容体あるいはシグナル伝達分子が標的分子となっていることから，その質的量的な変化が薬効に影響を与える可能性が非常に高い．そこで，そのような変化を個々に評価し，適切に使用することが分子標的抗がん薬の効果を最大限に発揮するうえで，非常に重要である．特に個別の情報である遺伝子DNAは，個別にそれぞれの薬効を予測評価できる有用なバイオマーカーの1つであると考えられている．

　このようなバイオマーカーは，個人差なく治療の質の向上に貢献できることから現在活発に研究開発され，一部すでに分子標的抗がん薬を中心に実用化されているものもある．このようにバイオマーカーに基づいて治療が奏効する可能性が高い患者さんを正確に特定するために使用されるのがコンパニオン診断薬であり，特定のバイオマーカーを高感度で検出できる方法に基づいている．この名称は，薬剤とセットで使用されることに由来している．なおコンパニオン診断薬については，新薬と同時に開発承認されるべきであるという考え方もある．

　今後，がんゲノム医療の進展に伴い分子標的抗がん薬を中心にこのようなコンパニオン診断薬を用いたバイオマーカーに基づく医療が質の高い個別化医療として大きく発展していくものと思われる．

コンパニオン診断薬

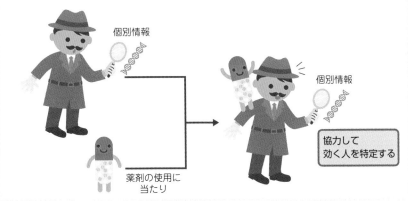

55

2 細胞質内で作用する薬：受容体型分子を標的にした薬

細胞膜上に存在してがん細胞の増殖にかかわるがん細胞あるいは血管内皮細胞上の受容体型キナーゼとして，EGFR，HER2，VEGFR，FMS様チロシンキナーゼ3 (FLT3)，トロポミオシン受容体キナーゼ(TRK)，および肝細胞増殖因子(HGF)の受容体であるMETをはじめとする受容体型チロシンキナーゼがある．本小分子薬は，この受容体型分子に対して低分子型として細胞内にて作用する薬である．

小分子薬		イメージすべき細胞	
		がん細胞	血管内皮細胞
受容体型分子標的薬	固形がん		
	血液がん		

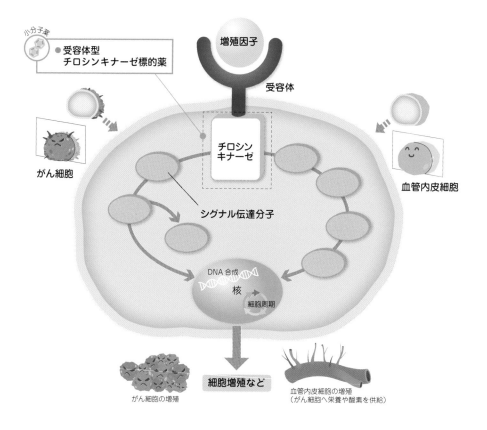

：さまざまなシグナル伝達分子を表す

小分子薬 受容体型チロシンキナーゼ標的薬

薬 剤	構 造	剤 形	標的分子	適応がん種
ゲフィチニブ（イレッサ®）	低分子	錠剤	変異型EGFR	非小細胞肺がん
エルロチニブ（タルセバ®）	低分子	錠剤		非小細胞肺がん，膵がん
オシメルチニブ（タグリッソ®）	低分子	錠剤	EGFR T790M	非小細胞肺がん
ラパチニブ（タイケルブ®）	低分子	錠剤	EGFR HER2	乳がん
アファチニブ（ジオトリフ®）	低分子	錠剤	変異型EGFR HER family	非小細胞肺がん
ダコミチニブ（ビジンプロ®）	低分子	錠剤	変異型EGFR, HER2, HER4	非小細胞肺がん
アキシチニブ（インライタ®）	低分子	錠剤	VEGFR-1, 2, 3	腎細胞がん
ギルテリチニブ（ゾスパタ®）	低分子	錠剤	FLT3-ITD FLT3-TKD	AML
キザルチニブ（ヴァンフリタ®）			FLT3-ITD	
エヌトレクチニブ（ロズリートレク®）	低分子	Cp	*NTRK*融合遺伝子産物 *ROS1*融合遺伝子産物	*NTRK*融合遺伝子陽性の固形がん，*ROS1*融合遺伝子陽性の非小細胞肺がん
テポチニブ（テプミトコ®）	低分子	錠剤	*MET*遺伝子エクソン14スキッピング変異陽性	非小細胞肺がん
カプマチニブ（タブレクタ®）				
ペミガチニブ（ペマジール®）	低分子	錠剤	*FGFR2*融合遺伝子産物	胆道がん

AML：急性骨髄性白血病，Cp：カプセル剤，EGFR：上皮成長因子受容体，FGFR：線維芽細胞増殖因子受容体，FLT3：FMS-like チロシンキナーゼ3（FLT3リガンドが結合する受容体），FLT3-ITD：FLT3の一部の領域が重複して繰り返される変異，FLT3-TKD：D835Y（835番目のアミノ酸であるD：アスパラギン酸がY：チロシンに置換した変異型），HER2：ヒト上皮成長因子受容体2型，MET：肝細胞増殖因子受容体，*NTRK*：トロポミオシン受容体遺伝子，*ROS1*：インスリン受容体サブファミリーの1つであるROS1をコードする遺伝子，VEGFR：血管内皮増殖因子受容体，T790M：790番目のスレオニンがメチオニンに置換した変異型EGFR

（2021年10月時点での主な国内承認薬）

　　細胞膜上に存在するチロシンキナーゼ活性を有した増殖因子受容体は，受容体型チロシンキナーゼとよばれ，がん細胞の増殖に密接にかかわっている．特に上皮成長因子受容体（EGFR），ヒト上皮成長因子受容体2型（HER2），血小板由来増殖因子受容体（PDGFR）や血管内皮増殖因子受容体（VEGFR）が有名であり，分子標的薬の標的分子にもなっている．なお，後述する融合遺伝子産物チロシンキナーゼも同様にがん細胞の増殖に関与しているが，細胞表面の細胞膜ではなく，細胞内の細胞質に存在していることから存在場所の相違に基づいて非受容体型チロシンキナーゼとよばれ，明確に区別される．

上皮成長因子受容体（EGFR）

　　細胞膜上に存在しているEGFR（HER1）やHER2は，HERファミリーに属し，下記に示した3つの特徴的な領域から構成されている（図2-3，2-4）．

　　① 細胞外領域：リガンド（上皮成長因子：EGFなど）等が結合する（ドメインⅠ
　　　　～Ⅳ，図2-3，2-4）領域
　　② 細胞膜貫通領域
　　③ 細胞内領域：チロシンキナーゼ領域

　　EGFRにおいては，リガンドであるEGFが細胞外領域（ドメインⅠおよびⅢ）に結合すると，二量体が形成（ドメインⅡ）され，さらに細胞内領域にアデノシン三リン酸（ATP）が結合するとチロシンキナーゼの活性化が起こり，受容体自身の細胞内領域にあるチロシン部分がリン酸化（自己リン酸化）される．その後，そのリン酸化されたチロシンに対して細胞内シグナル伝達分子が特異的に結合して，下流シグナル伝達系であるERK-MAPキナーゼ経路（RAS-RAF-MEK-ERK：増殖シグナル経路）とPI3キナーゼ/AKT経路（生存シグナル経路）などが活性化され，細胞増殖，浸潤・転移，血管新生，および不死化などが引き起こされる（図2-3，2-5）．

EGFR 遺伝子変異と EGFR チロシンキナーゼ阻害薬

　　EGFR阻害薬であるゲフィチニブやエルロチニブにおいて高い感受性を示した腺がん，アジア人，女性，および非喫煙者に特徴的な*EGFR*遺伝子変異が見つかっている．変異の種類としては，本受容体遺伝子のエクソン〔タンパク質に翻訳される遺伝子配列（図2-28）〕のなかで，エクソン19における欠失変異およびエクソン21における点突然変異が主なものとなっている（図2-15）．これらの遺伝子変異

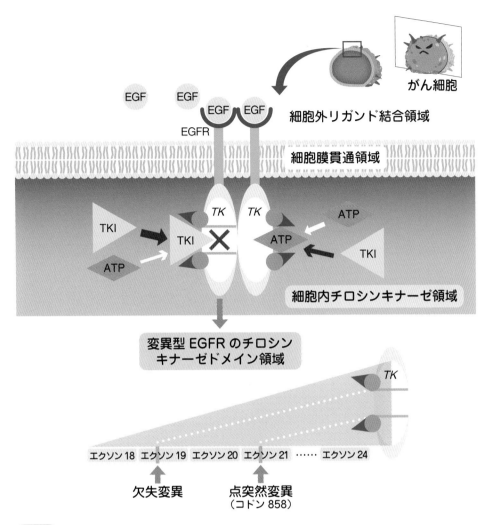

図2-15 EGFRチロシンキナーゼ阻害薬に影響を与える*EGFR*遺伝子変異

TK領域にある2本線（二量体を形成したEGFRの左側）はTKIの薬効に関連する遺伝子変異を指す．この変異にて生じた受容体の構造的な変化がTKIの結合部位への親和性を高める効果を生み出しているらしい．一方，遺伝子変異のない受容体（二量体の形成を示したEGFRの右側）においては，TKIは結合上有利な構造的変化が生じていないため，相対的に結合活性は低くなっていると考えられている．また，この変異を有した変異型EGFRにおいては，EGFRシグナルが恒常的に強く活性化されており，その増殖，進展がEGFRシグナルにより大きく依存しているらしい．その結果，TKIによりEGFRシグナルが阻害されると変異型EGFRを有したがん細胞において顕著な抗腫瘍効果がもたらされるものと考えられている．また，コドンとは，アミノ酸に翻訳されたときの順位を示す．

ATP：アデノシン三リン酸，EGF：上皮成長因子，EGFR：上皮成長因子受容体，TK：チロシンキナーゼ，TKI：チロシンキナーゼ阻害薬

は，EGFRの細胞内チロシンキナーゼ領域においてATP結合部位に変化を引き起こすことにより，EGFR阻害薬がより高い親和性でATP結合部位に結合することができるようになる．すなわち，遺伝子変異により受容体において阻害薬が結合しやすい立体構造的な変化が生じているらしい（**図2-15**）．その結果，より強くEGFRチロシンキナーゼ活性の阻害が引き起こされる．また，変異型EGFRは，

変異をもたないものと比較してより強力な増殖シグナルを下流に伝えることが知られており，変異型EGFRを持つ腫瘍においてはその増殖がより高度にEGFRシグナルに依存していることも，EGFRチロシンキナーゼ阻害薬に対する高い感受性を決定している一因であると考えられている．肺がん以外のがん種ではこのような*EGFR*遺伝子変異はまれであること，さらには*EGFR*遺伝子変異が非喫煙者に多く発生していることなどから，*EGFR*遺伝子変異が喫煙以外の発がん要因の1つであることが示唆されている．

　また，EGFR阻害薬に対する耐性に関連した遺伝子変異として，エクソン20の一塩基対変異による790番目のスレオニンからメチオニンへのアミノ酸置換（T790M）が報告されている．メチオニン側鎖によりEGFR阻害薬のATP結合部位への結合活性を立体的に障害することにより薬剤耐性がもたらされるらしい．現在，この薬剤耐性変異に対して，オシメルチニブが使用される．

*EGFR*遺伝子検査

　EGFRの遺伝子検査が保険適用となり，日常診療での実施が可能となっている．*EGFR*遺伝子変異の発見がEGFRチロシンキナーゼ阻害薬を用いる治療において大きなインパクトをもたらした結果であり，遺伝子情報が薬剤の選択に大きく影響をおよぼすことを実証しがんゲノム医療への進展の足がかりとなった．

EGFRチロシンキナーゼ阻害薬
💊 ゲフィチニブ（イレッサ®）

　ゲフィチニブ（Gefitinib）は，EGFRの細胞内チロシンキナーゼ活性を特異的に阻害する小分子薬である．本阻害薬は細胞内領域にあるチロシンキナーゼのATP結合部位においてATPの結合阻害を引き起こすことによりチロシンキナーゼの活性化を抑制する（**図2-15，2-16，2-17**）．その結果，EGFRの自己リン酸化が阻害され，細胞内シグナル伝達が抑制されることで抗腫瘍効果を示す．現在，*EGFR*遺伝子変異陽性の非小細胞肺がんに使用されている．

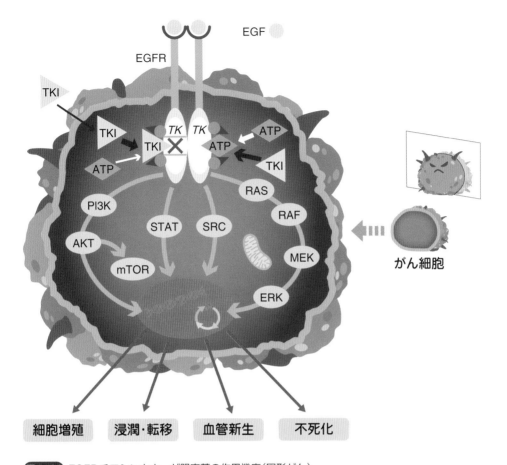

図2-16 EGFRチロシンキナーゼ阻害薬の作用機序（固形がん）

TK領域にある2本線（二量体を形成したEGFRの左側）はTKIの薬効に必要となる遺伝子変異を示す.

ATP：アデノシン三リン酸，EGF：上皮成長因子，EGFR：上皮成長因子受容体，ERK：細胞外シグナル調節キナーゼ，MEK：マイトジェン活性化細胞外シグナル関連キナーゼ，mTOR：哺乳類ラパマイシン標的タンパク質，PI3K：フォスファチジルイノシトール3キナーゼ，STAT：シグナル伝達性転写活性化因子，TK：チロシンキナーゼ，TKI：チロシンキナーゼ阻害薬

※オシメルチニブは上記遺伝子変異に加え，T790Mという薬剤耐性遺伝子変異を有した場合に使用される.

💊 エルロチニブ（タルセバ®）

エルロチニブ（Erlotinib）は，EGFRの細胞内チロシンキナーゼ活性を特異的に阻害する小分子薬である. 本阻害薬はゲフィチニブと同様に細胞内領域にあるチロシンキナーゼのATP結合部位においてATPの結合阻害を引き起こすことによりチロシンキナーゼの活性化を抑制する（**図2-15, 2-16, 2-17**）. その結果，EGFRの自己リン酸化が阻害され，細胞内シグナル伝達が抑制されることで抗腫瘍効果を示す. 現在，*EGFR*遺伝子変異陽性の非小細胞肺がん（化学療法施行後は，変異の有無は問わない）および膵がんに使用されている.

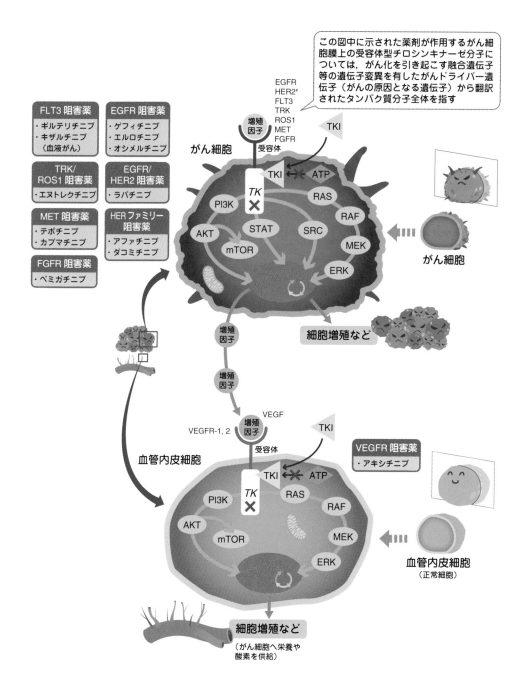

この図中に示された薬剤が作用するがん細胞膜上の受容体型チロシンキナーゼ分子については，がん化を引き起こす融合遺伝子等の遺伝子変異を有したがんドライバー遺伝子（がんの原因となる遺伝子）から翻訳されたタンパク質分子全体を指す

EGFR
HER2#
FLT3
TRK
ROS1
MET
FGFR

FLT3 阻害薬
・ギルテリチニブ
・キザルチニブ
（血液がん）

EGFR 阻害薬
・ゲフィチニブ
・エルロチニブ
・オシメルチニブ

TRK/ROS1 阻害薬
・エヌトレクチニブ

EGFR/HER2 阻害薬
・ラパチニブ

MET 阻害薬
・テポチニブ
・カプマチニブ

HER ファミリー阻害薬
・アファチニブ
・ダコミチニブ

FGFR 阻害薬
・ペミガチニブ

VEGFR 阻害薬
・アキシチニブ

図2-17 受容体型チロシンキナーゼ阻害薬の作用機序

VEGFRチロシンキナーゼ阻害薬であるアキシチニブは，VEGFR-1, 2, 3を阻害することにより抗腫瘍効果を示す．VEGFR-1および2は，血管新生に関与する．また，VEGFR-3はリンパ管新生に関与する．＃：リガンドは不明

ATP：アデノシン三リン酸，EGFR：上皮成長因子受容体，ERK：細胞外シグナル調節キナーゼ，FGFR：線維芽細胞増殖因子受容体，FLT3：FMS-like チロシンキナーゼ3，HER2：ヒト上皮成長因子受容体2型，MEK：マイトジェン活性化細胞外シグナル関連キナーゼ，MET：肝細胞増殖因子（HGF）受容体，mTOR：哺乳類ラパマイシン標的タンパク質，PI3K：フォスファチジルイノシトール3キナーゼ，ROS1：インスリン受容体サブファミリーの1つ，STAT：シグナル伝達性転写活性化因子，TK：チロシンキナーゼ，TKI：チロシンキナーゼ阻害薬，TRK：トロポミオシン受容体キナーゼファミリー，VEGF：血管内皮増殖因子，VEGFR：血管内皮増殖因子受容体

😑 オシメルチニブ（タグリッソ®）

　オシメルチニブ（Osimertinib）は，小分子薬であるEGFRチロシンキナーゼ阻害薬に耐性を示すEGFRの790番目のスレオニンがメチオニンに置換した変異型（T790M）に対して，不可逆的にチロシンキナーゼ活性を阻害することにより抗腫瘍効果を示す小分子薬である（**図2-17**）．現在，上記変異陽性の非小細胞肺がんに使用されている．

EGFR/HER2チロシンキナーゼ阻害薬

😑 ラパチニブ（タイケルブ®）

　ラパチニブ（Lapatinib）は，EGFRおよびHER2の細胞内チロシンキナーゼを特異的に阻害する二標的キナーゼ阻害薬である．本阻害薬は両受容体の細胞内領域にあるチロシンキナーゼのATP結合部位においてATPの結合阻害を引き起こすことによりチロシンキナーゼの活性化を抑制する（**図2-17**）．その結果，両受容体の自己リン酸化が阻害され，細胞内シグナル伝達が抑制されることで抗腫瘍効果を示す．現在，HER2が細胞膜上に確認された乳がんに使用されている．

😑 アファチニブ（ジオトリフ®）

　アファチニブ（Afatinib）は，EGFR（HER1）をはじめHER2やHER4の細胞内チロシンキナーゼを阻害する小分子薬である．本阻害薬は細胞内領域にあるチロシンキナーゼのATP結合部位に共有結合してATPの結合阻害を引き起こすことによりチロシンキナーゼの活性化を抑制し，抗腫瘍効果を示す．HERファミリーはHER1～HER4までの4種類があり，本阻害薬はそのうちのHER3を除くHER分子すべてに作用して共有結合による長時間作用型の特徴を持つ．ゲフィチニブやエルロチニブと同様に*EGFR*遺伝子の変異型において有効性が高い（**図2-15**，**2-16**，**2-17**）．現在，*EGFR*遺伝子変異陽性の非小細胞肺がんに使用されている．

😑 ダコミチニブ（ビジンプロ®）

　ダコミチニブ（Dacomitinib）は，EGFR，HER2，およびHER4の細胞内チロシンキナーゼ活性を特異的に阻害する小分子薬である．本阻害薬は細胞内領域にあるチロシンキナーゼのATP結合部位においてシステイン残基と共有結合することにより不可逆的にATPの結合阻害を引き起こすことによりチロシンキナーゼの活性化を抑制して抗腫瘍効果を示す．ゲフィチニブやエルロチニブと同様に

*EGFR*遺伝子の変異型において有効性が高い（図2-15，2-16，2-17）．現在，*EGFR*遺伝子変異陽性の非小細胞肺がんに使用されている．

血管内皮増殖因子受容体（VEGFR）

VEGFRは，血管新生やリンパ管新生を調節する主要な受容体型チロシンキナーゼで，がん細胞の増殖や転移に関与している．VEGFRには，VEGFR-1，VEGFR-2，およびVEGFR-3が存在し，1および2は血管新生に関与し，3はリンパ管新生に関与する．VEGFが受容体に結合するとEGFR同様に二量体が形成されてATPの結合とともにチロシンキナーゼの活性化が引き起こされる．その後活性化されたチロシンキナーゼにより受容体自身の自己リン酸化を引き起こし，細胞内へシグナルを伝達する．下流シグナル伝達系であるERK-MAPキナーゼ経路（増殖シグナル経路）とPI3キナーゼ/AKT経路（生存シグナル）などが活性化され，血管新生，がん細胞の増殖あるいはがん細胞の転移などが引き起こされる（図2-17）．

VEGFRチロシンキナーゼ阻害薬

💊 アキシチニブ（インライタ®）

アキシチニブ（Axitinib）は，VEGFR-1，2および3の細胞内チロシンキナーゼを特異的に阻害する小分子薬である．本阻害薬は細胞内領域にあるチロシンキナーゼのATP結合部位においてATPの結合阻害を引き起こすことによりチロシンキナーゼの活性を抑制する（図2-17）．その結果，VEGFRの自己リン酸化が阻害され，細胞内シグナル伝達が抑制されることで血管新生とともにリンパ管新生も阻害され，がん細胞の増殖や転移を抑制することにより抗腫瘍効果を示す．現在腎細胞がんに使用されている．

FLT3阻害薬

💊 ギルテリチニブ（ゾスパタ®），キザルチニブ（ヴァンフリタ®）

ギルテリチニブ（Gilteritinib）は，活性化変異であるFMS-likeチロシンキナーゼ3（FLT3）の細胞膜近傍ドメインにける遺伝子重複（Internal Tandem Duplication：ITD）変異（FLT3-ITD）またはキナーゼドメイン（TKD）における835番目のアミノ酸変異（D835Y：FLT3-TKD）を有するFLT3のチロシンキナーゼに対する阻害活性により抗腫瘍効果を示す．現在このような*FLT3*遺伝子変異陽性の急性骨髄性白血病に使用されている．一方，キザルチニブ（Quizartinib）は

FLT3-ITDを有するFLT3のチロシンキナーゼに対する阻害活性により抗腫瘍効果を示し，現在FLT3-ITD変異陽性の急性骨髄性白血病に使用されている．対象がん種が血液がんであることからイメージする細胞としては，がん細胞のみとなる（p.56表，**図2-17**）．

TRKおよびROS1チロシンキナーゼ阻害薬
エヌトレクチニブ（ロズリートレク®）

エヌトレクチニブ（Entrectinib）は，*NTRK1/2/3*遺伝子にコードされるトロポミオシン受容体キナーゼファミリー（TRKA/B/C），*ROS1*遺伝子にコードされるインスリン受容体サブファミリーの1つであるROS1，および*ALK*遺伝子にコードされるタンパク分子のALKの3種が有するチロシンキナーゼ活性を選択的に阻害する作用を有している．本剤は，この作用により腫瘍特異的に発現している活性化変異である融合遺伝子にコードされるTRK融合タンパク分子やROS1融合タンパク分子のリン酸化を阻害することにより抗腫瘍効果を示す．現在がんゲノム医療の概念が導入された*NTRK*融合遺伝子陽性の固形がん，および*ROS1*融合遺伝子陽性の非小細胞肺がんに使用されている（p.3，**図1-1**，**図2-17**）．

METチロシンキナーゼ阻害薬
テポチニブ（テプミトコ®），カプマチニブ（タブレクタ®）

テポチニブ（Tepotinib）およびカプマチニブ（Capmatinib）は，受容体型チロシンキナーゼで増殖のシグナルに関与している肝細胞増殖因子（HGF）の受容体であるMETに対して阻害活性を有している．非小細胞肺がんにおいては，がんドライバー遺伝子として*EGFR*遺伝子変異や*ROS1*融合遺伝子および*ALK*融合遺伝子などがあるが，METの過剰な活性化を引き起こす変異については，これらとは独立したがんドライバー遺伝子となっている．両薬剤は，エクソン14を欠失した活性型変異体である*MET*遺伝子エクソン14スキッピング変異を有するMETチロシンキナーゼの活性を選択的に阻害することにより抗腫瘍効果を示す．現在*MET*遺伝子エクソン14スキッピング変異陽性の非小細胞肺がんに使用されている（**図2-17**）．

FGFRチロシンキナーゼ阻害薬

● ペミガチニブ（ペマジール®）

　ペミガチニブ（Pemigatinib）は，線維芽細胞増殖因子（FGF）の受容体である FGFR1，2，および3に対して阻害活性を有している．FGFRは，受容体型チロシンキナーゼで胆道がんにおいては，*FGFR2*融合遺伝子ががんドライバー遺伝子として働いていることから，本剤はこの活性化変異である融合遺伝子にコードされるFGFR2融合タンパク分子のリン酸化活性を阻害することにより抗腫瘍効果を示す．現在*FGFR2*融合遺伝子陽性の胆道がんに使用されている（**図2-17**）．

Column

殺細胞性抗がん薬の作用機序

主としてがん細胞の核内で細胞増殖にかかわる核酸（DNAやRNA）やその合成経路，さらにはその経路に関与する酵素（トポイソメラーゼ）あるいは細胞分裂時に働く微小管に作用して細胞増殖を阻害することにより殺細胞効果を発揮する．

これらの薬剤と分子標的抗がん薬との作用機序の違いは明白である．

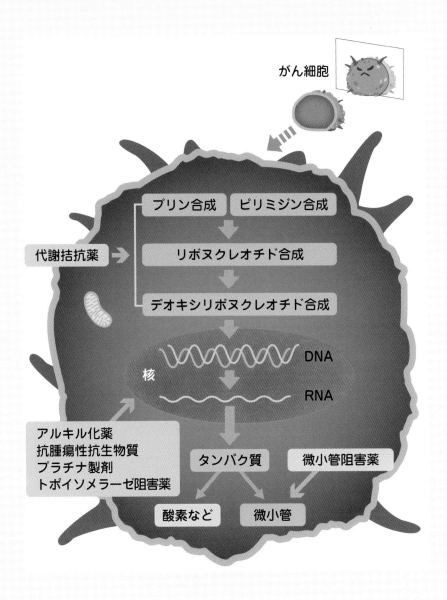

3 細胞質内で作用する薬： 非受容体型分子を標的にした薬

　細胞内に存在してがん細胞の増殖にかかわる非受容体型分子のチロシンキナーゼとしてBCR-ABL，EML4-ALK，JAK，およびBTKがあり，セリン・スレオニンキナーゼとしてBRAF，MEK，およびmTORがある．また他に非受容体型分子としてタンパク質の分解に関与するプロテアソーム等もある．本小分子薬は，これらの非受容体型分子に対して低分子型として細胞内にて作用する薬である．

小分子薬		イメージすべき細胞	
		がん細胞	血管内皮細胞
非受容体型 分子標的薬	固形がん		
	血液がん		

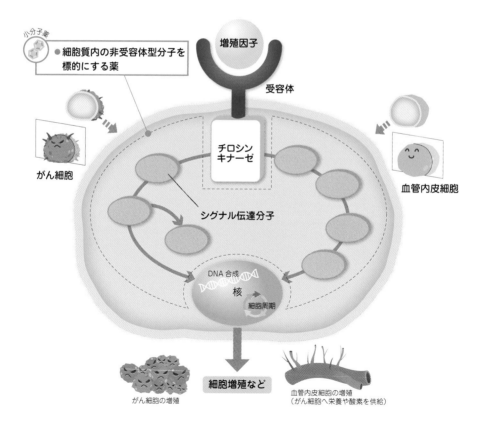

　　　：さまざまなシグナル伝達分子を表す

小分子薬

非受容体型チロシンキナーゼ標的薬

薬 剤	構 造	剤 形	標的分子	適応がん種
イマチニブ（グリベック®）	低分子	錠剤	BCR-ABL, PDGFR, KIT	CML, Ph＋ALL, GIST, 好酸球増多症候群*, 慢性好酸球性白血病*
ニロチニブ（タシグナ®）	低分子	Cp		CML
ボスチニブ（ボシュリフ®）	低分子	錠剤	BCR-ABL, SRC	CML
ダサチニブ（スプリセル®）	低分子	錠剤	BCR-ABL, PDGFR-β, KIT, SFKs（SRC, LCK, YES, FYN）, EPHA2	CML, Ph＋ALL
ポナチニブ（アイクルシグ®）	低分子	錠剤	BCR-ABL, m-BCR-ABL PDGFR, KIT, SFKs（SRC, LCK, YES, FYN）, EPH, RET, FGFR, VEGFR, FLT3	CML, Ph＋ALL
クリゾチニブ（ザーコリ®）	低分子	Cp	*ALK*融合遺伝子産物(EML4-ALK等)#, *ROS1*融合遺伝子産物†, MET	非小細胞肺がん
セリチニブ（ジカディア®）	低分子	錠剤	*m-ALK*融合遺伝子産物	
ロルラチニブ（ローブレナ®）	低分子	錠剤	*m-ALK*融合遺伝子産物	
アレクチニブ（アレセンサ®）	低分子	Cp	*ALK*融合遺伝子産物（EML4-ALK等）#	非小細胞肺がん, 未分化大細胞リンパ腫
ブリグチニブ（アルンブリグ®）	低分子	錠剤	*ALK*融合遺伝子産物（EML4-ALK等）#	非小細胞肺がん
ルキソリチニブ（ジャカビ®）	低分子	錠剤	JAK	骨髄線維症, 真性多血症
イブルチニブ（イムブルビカ®）	低分子	Cp		CLL, マントル細胞リンパ腫
アカラブルチニブ（カルケンス®）	低分子	Cp	BTK	CLL
チラブルチニブ（ベレキシブル®）	低分子	錠剤		中枢神経系原発リンパ腫・原発性マクログロブリン血症およびリンパ形質細胞リンパ腫

ALL：急性リンパ性白血病，AML：急性骨髄性白血病，BTK：ブルトン型チロシンキナーゼ，CML：慢性骨髄性白血病，CLL：慢性リンパ性白血病，Cp：カプセル剤，EML4：微小管会合タンパク質，EPHA2：エフリンA2受容体，GIST：消化管間質腫瘍，JAK：ヤヌスキナーゼ（チロシンキナーゼ），KIT：幹細胞因子受容体，m：薬剤耐性変異型，MET：肝細胞増殖因子（HGF）受容体，PDGFR：血小板由来増殖因子受容体，Ph＋：フィラデルフィア染色体陽性，SFKs：SRCファミリーキナーゼ，*FIP1L1-PDGFRα陽性，#：13種類，†：14種類のパートナー遺伝子（*ALK*または*ROS1*融合遺伝子産物はどちらも二量体を形成して活性化する）

(2021年10月時点での主な国内承認薬)

BCR-ABLチロシンキナーゼ

染色体とは，細胞の核内においてDNA分子にヒストンタンパク質が巻きつきながら折りたたまれた構造体を指す（**図2-18**）．

慢性骨髄性白血病（CML）や急性リンパ性白血病（ALL）の一部では，第9番染色体と第22番染色体が相互に転座し，*abl*遺伝子と*bcr*遺伝子が融合した*bcr-abl*遺伝子を持つ異常染色体［フィラデルフィア（Ph）染色体］が形成されている（**図2-19**）．この異常遺伝子から産生されたBCR-ABL融合タンパク質は，ほかの刺激を伴わずに常に活性化状態（活性化型）で細胞質に存在する非受容体型チロシンキナーゼである．この活性化型融合タンパク質は，ERK-MAPキナーゼ経路（RAS-RAF-MEK-ERK）とPI3キナーゼ/AKT経路（PI3K-AKT-mTOR）など細胞増殖をはじめ，アポトーシス（細胞死）の抑制や細胞接着異常などのがん化にかかわるシグナルを活性化することから，病因そのものに深く関与していると考えられている（**図2-20**）．

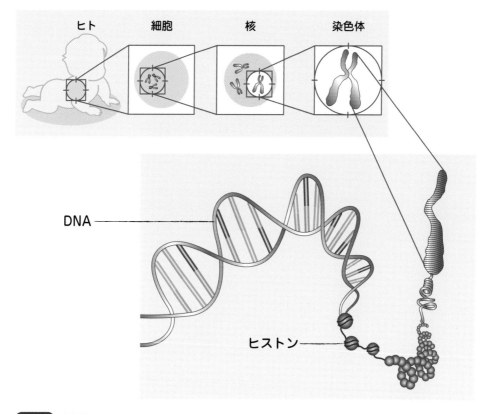

図2-18 染色体

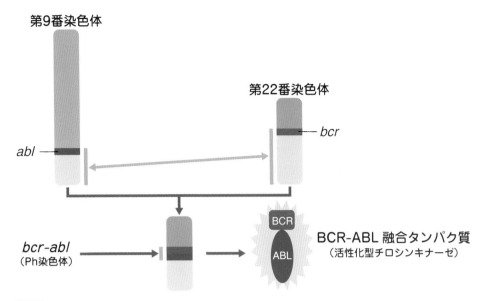

第9番染色体

第22番染色体

bcr

abl

bcr-abl
（Ph染色体）

BCR
ABL
BCR-ABL 融合タンパク質
（活性化型チロシンキナーゼ）

図2-19 相互転座とBCR-ABLチロシンキナーゼ
上皮成長因子受容体（EGFR）や血小板由来増殖因子受容体（PDGFR）は膜上に存在することから受容体型チロシンキナーゼとよばれ，BCR-ABLは細胞質に存在することから非受容体型チロシンキナーゼとよばれる.

abl：エーベルソン白血病遺伝子, *bcr*：切断点集合部位遺伝子, Ph：フィラデルフィア

BCR-ABLチロシンキナーゼ阻害薬

💊 イマチニブ（グリベック®）

イマチニブ（Imatinib）は，BCR-ABLチロシンキナーゼのアデノシン三リン酸（ATP）結合部位においてATPと競合的に拮抗して阻害作用を示す．その結果，BCR-ABLチロシンキナーゼ活性が抑制されることにより抗腫瘍効果を示す（**図2-20**）．また，本剤は受容体型チロシンキナーゼである血小板由来増殖因子受容体（PDGFR）および幹細胞因子受容体（KIT）に対してもBCR-ABLチロシンキナーゼと同様の作用機序により阻害作用を有している．よってKITチロシンキナーゼの遺伝子変異による活性化型への変化が原因となっている消化管間質腫瘍（GIST）に対しても本剤は有効性を示す．現在，慢性骨髄性白血病，フィラデルフィア染色体陽性急性リンパ性白血病，KIT陽性消化管間質腫瘍およびFIP1L1-PDGFRα陽性の好酸球増多症候群と慢性好酸球性白血病に使用されている．

また，イマチニブの耐性機構として，下記のものが示唆されている.

① BCR-ABLチロシンキナーゼの過剰発現

② BCR-ABLチロシンキナーゼ阻害薬に対する抵抗性変異

③ ほかのチロシンキナーゼの活性化

④ がん遺伝子非依存性の白血病幹細胞

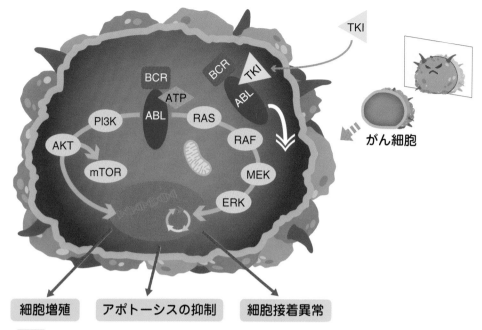

図2-20 BCR-ABLチロシンキナーゼ阻害薬の作用機序（血液がん）
ATP：アデノシン三リン酸, BCR-ABL：非受容体型チロシンキナーゼ（活性型）, ERK：細胞外シグナル調節キナーゼ, MEK：マイトジェン活性化細胞外シグナル関連キナーゼ, mTOR：哺乳類ラパマイシン標的タンパク質, PI3K：フォスファチジルイノシトール3キナーゼ, TKI：チロシンキナーゼ阻害薬

⑤ 薬剤の細胞外への排出促進

⑥ 細胞外における薬剤の構造上の変化

　このなかで臨床的にもっとも関連が深いと考えられている耐性機構は, ②に該当するBCR-ABLチロシンキナーゼの突然変異である. この問題に対しては, 下記の第2世代の阻害薬によって対応することとなる.

💊 ニロチニブ（タシグナ®）

　ニロチニブ（Nilotinib）は, イマチニブと同様にBCR-ABLチロシンキナーゼのATP結合部位においてATPと競合的に拮抗して阻害作用を示す. その結果, BCR-ABLチロシンキナーゼ活性が抑制されることにより抗腫瘍効果を示す（**図2-20**）. また, 本剤は受容体型チロシンキナーゼであるPDGFRおよびKITに対してもイマチニブと同程度の阻害作用を有するが, BCR-ABLチロシンキナーゼに対しては, イマチニブと比較して約30倍強力な阻害作用を有する（**図2-21**）. よって, イマチニブよりもより選択的にBCR-ABLチロシンキナーゼに対して阻害作用を示すことで抗腫瘍効果を発揮する. 本剤がイマチニブよりもBCR-ABLチロシンキナーゼに対して阻害活性が強い理由として, キナーゼのATP結合部位への結合に対し

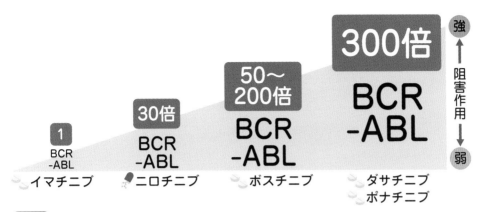

図2-21 BCR-ABLチロシンキナーゼに対する各種薬剤の阻害強度

てより適した構造を有することが判明している．また，この構造はBCR-ABLキナーゼの遺伝子変異による構造変化による影響を受けにくい特性も有している．イマチニブに対して抵抗性となった慢性骨髄性白血病に加えて，初発の慢性骨髄性白血病に対しても使用されている．

◉ ボスチニブ（ボシュリフ®）

ボスチニブ（Bosutinib）は，BCR-ABLチロシンキナーゼのATP結合部位でATPと競合的に拮抗して阻害作用を示す（図2-20，2-21）．加えてBCR-ABLの下流にあるSRCチロシンキナーゼに対してもダサチニブ同様に阻害作用を示すが，ほかの3剤のようにPDGFRやKITに対する阻害作用は示さない．増殖にかかわるチロシンキナーゼ活性を抑制することにより抗腫瘍効果を示す．本剤は，BCR-ABLチロシンキナーゼに対してイマチニブと比較して50〜200倍強力な阻害作用を有するとともにイマチニブに対して耐性となった変異型に対しても阻害活性を有している．現在，慢性骨髄性白血病に使用されている．

◉ ダサチニブ（スプリセル®）

ダサチニブ（Dasatinib）は，イマチニブやニロチニブと同様にBCR-ABLチロシンキナーゼをはじめ受容体型チロシンキナーゼであるPDGFRやKITのATP結合部位においてATPと競合的に拮抗して阻害作用を示すことで抗腫瘍効果を示す（図2-20）．さらに，ほかの非受容体型チロシンキナーゼであるSRCファミリーキナーゼ（SRC，LCK，YES，およびFYN）やエフリンA2受容体（EPHA2）チロシンキナーゼについても阻害効果を有し，マルチキナーゼ標的薬（p.95参照）とよばれて

いる. BCR-ABLチロシンキナーゼに対しては, イマチニブと比較して約300倍強力な阻害作用を有している(**図2-21**). この理由として, BCR-ABLチロシンキナーゼにおける構造上の経時的な変化に対してもより多く結合できる特性にあると考えられている. BCR-ABLチロシンキナーゼに対する強力な阻害作用とマルチキナーゼ阻害薬としての活性が他剤に耐性となった白血病に対して有効性を示す理由である. 現在, イマチニブに対して抵抗性となった慢性骨髄性白血病や再発またはフィラデルフィア染色体陽性の急性リンパ性白血病に使用されている.

⊜ ポナチニブ(アイクルシグ®)

ポナチニブ(Ponatinib)は, コンピュータを活用した分子設計創薬により開発された薬剤である. 本剤はダサチニブ同様にBCR-ABLチロシンキナーゼをはじめ複数の受容体型あるいは非受容体型チロシンキナーゼを阻害するマルチキナーゼ阻害薬である. ニロチニブやダサチニブに対して, 変異により活性部位への結合阻害が生じ, 効果が減弱した複数の変異型(315番目のスレオニンがイソロイシンにアミノ酸置換したT315Iを含む)に対しても効果を示す(**図2-20, 2-21**). 現在前治療に対して抵抗性の慢性骨髄性白血病と再発または難治性のフィラデルフィア染色体陽性急性リンパ性白血病に使用されている.

ALK融合チロシンキナーゼ

非小細胞肺がんにおいて, 第2番染色体上で逆位が起こることにより微小管会合タンパク質遺伝子である*EML-4*と未分化リンパ腫キナーゼ(受容体型チロシンキナーゼ)遺伝子である*ALK*が融合した*EML4-ALK*遺伝子が発見された. この融合遺伝子から産生されたEML4-ALK融合タンパク質は, 細胞質内で恒常的に活性化された非受容体型チロシンキナーゼとなり, 細胞増殖シグナルの活性化を引き起こす(**図2-22**). この活性型融合タンパク質は, ERK-MAPキナーゼ経路やPI3キナーゼ/AKT経路など細胞増殖にかかわるシグナルを活性化することからがん化の原因とされている. また, これ以外に相互転座により生じた遺伝子産物がチロシンキナーゼの活性化を伴う*ALK*融合遺伝子もある.

ROS1融合チロシンキナーゼ

*ROS1*融合遺伝子は, 第6番染色体上のインスリン受容体サブファミリーの1つである*ROS1*遺伝子が別な遺伝子の一部と逆位や相互転座によりパートナー

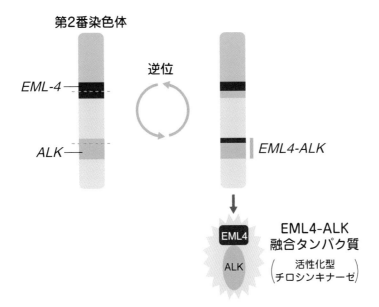

図2-22 染色体の逆位とEML4-ALKチロシンキナーゼ

ALK：未分化リンパ腫キナーゼ（受容体型チロシンキナーゼ）遺伝子, EML4：微小管会合タンパク質遺伝子, EML4-ALK：非受容体型チロシンキナーゼ

として融合したものである. このパートナー遺伝子は複数存在し, この融合遺伝子から産生された融合タンパク質は, 恒常的に活性化された受容体型チロシンキナーゼとなり, 細胞増殖シグナルの活性化を引き起こす (p.62, **図2-17**).

ALK融合チロシンキナーゼ阻害薬

🔘 クリゾチニブ（ザーコリ®）

　クリゾチニブ（Crizotinib）は, 未分化リンパ腫キナーゼ（ALK）の受容体型チロシンキナーゼのATP結合部位にてATPと競合的に拮抗して阻害作用を示す. EML4-ALKチロシンキナーゼ等のALK融合タンパク質（**図2-23**）およびROS1融合タンパク質（**図2-17**）のチロシンキナーゼに対しても同様に阻害作用を示すことにより抗腫瘍効果を示す. 現在*ALK*融合遺伝子陽性または*ROS1*融合遺伝子陽性の非小細胞肺がんに使用されている. また本剤は両融合タンパク質のほかに肝細胞増殖因子（HGF）の受容体であるMETに対しても阻害作用を有する.

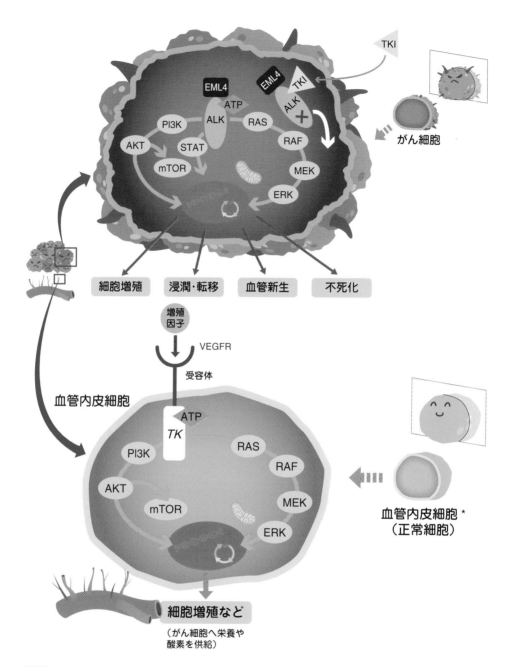

図2-23 EML4-ALKチロシンキナーゼ阻害薬の作用機序（固形がん）

ALK：未分化リンパ腫キナーゼ（受容体型チロシンキナーゼ），ATP：アデノシン三リン酸，EML4：微小管会合タンパク質，EML4-ALK：非受容体型チロシンキナーゼ（活性型），ERK：細胞外シグナル調節キナーゼ，MEK：マイトジェン活性化細胞外シグナル関連キナーゼ，mTOR：哺乳類ラパマイシン標的タンパク質，PI3K：フォスファチジルイノシトール3キナーゼ，STAT：シグナル伝達性転写活性化因子，TKI：チロシンキナーゼ阻害薬，VEGF：血管内皮増殖因子，VEGFR：血管内皮増殖因子受容体
#アレクチニブを血液がんに使用する場合にイメージする細胞はがん細胞のみとなる．

🔘 セリチニブ（ジカディア®）

セリチニブ（Ceritinib）は，ALKのチロシンキナーゼ活性を阻害する作用を有するとともに，クリゾチニブ耐性変異を有したALK融合チロシンキナーゼに対しても阻害活性を有している（**図2-23**）．現在*ALK*融合遺伝子陽性の非小細胞肺がんに使用されている．

🔘 ロルラチニブ（ローブレナ®）

ロルラチニブ（Lorlatinib）は，ALKのチロシンキナーゼ活性を阻害する作用を有するとともに，他のALK阻害剤であるクリゾチニブ，アレクチニブ，およびセリチニブに耐性となる変異体（L1196M，G1269A，I1171TおよびG1202R）に対しても阻害活性を有している（**図2-23**）．現在ALKチロシンキナーゼ阻害薬に抵抗性または不耐容の*ALK*融合遺伝子陽性の非小細胞肺がんに使用されている．

🔘 アレクチニブ（アレセンサ®）

アレクチニブ（Alectinib）は，ALK融合タンパク質であるEML4-ALKチロシンキナーゼ等のATP結合部位においてATPと競合的に拮抗して阻害することで抗腫瘍効果を示す（**図2-23**）．本剤はEML4-ALKチロシンキナーゼに対してクリゾチニブよりも選択性が高く，クリゾチニブに対して耐性となった変異型に対しても阻害活性を有している．現在，*ALK*融合遺伝子陽性の非小細胞肺がんおよび*ALK*融合遺伝子陽性の未分化大細胞リンパ腫に使用されている．

🔘 ブリグチニブ（アルンブリグ®）

ブリグチニブ（Brigatinib）は，他剤にはない広範囲なALK二次変異体に対して強力な阻害活性を有することで抗腫瘍効果を示す（**図2-23**）．現在*ALK*融合遺伝子陽性の非小細胞肺がんに使用されている．

JAK阻害薬

🔘 ルキソリチニブ（ジャカビ®）

ルキソリチニブ（Ruxolitinib）は，骨髄線維症や真性多血症等が含まれる骨髄増殖性腫瘍の治療のために開発された薬剤で，サイトカインや増殖因子の受容体と結合してシグナル伝達の役割を担うヤヌスキナーゼ（JAK：チロシンキナーゼ）を特異的に阻害することにより抗腫瘍効果を示す．作用するチロシンキナーゼの

ATP結合部位においてATPと競合的に拮抗して阻害作用を示す（**図2-24**）．現在，JAKシグナルが恒常的に活性化されている骨髄線維症と真性多血症に使用されている．

BTK阻害薬

🔵 イブルチニブ（イムブルビカ®）

非受容体型として細胞質に存在するブルトン型チロシンキナーゼ（BTK）は，B細胞性の腫瘍の発症や増殖などにかかわるB細胞受容体からのシグナル伝達や腫瘍細胞の細胞接着や遊走にかかわるケモカイン受容体を介したシグナル伝達に関与している．イブルチニブ（Ibrutinib）は，BTKのシステイン残基（Cys-481）と共有結合してチロシンキナーゼ活性を持続的に阻害することにより上記のシグナル伝達を抑制して抗腫瘍効果を示す（**図2-25**）．現在，慢性リンパ性白血病およびマントル細胞リンパ腫に使用されている．なお，ケモカインとは，白血球を遊走させる活性を持つサイトカインの総称である．

🔵 アカラブルチニブ（カルケンス®）

アカラブルチニブ（Acalabrutinib）は，イブルチニブ同様にBTKのシステイン残基（Cys-481）と共有結合してチロシンキナーゼ活性を持続的に阻害することによりB細胞受容体からのシグナル伝達を抑制して抗腫瘍効果を示す（**図2-25**）．BTKへの特異性はイブルチニブよりも高いものとなっている．現在，慢性リンパ性白血病に使用されている．

🔵 チラブルチニブ（ベレキシブル®）

チラブルチニブ（Tirabrutinib）は，BTKと結合してBTKのSRCドメイン内における自己リン酸化を阻害することでチロシンキナーゼ活性を阻害することにより抗腫瘍効果を示す（**図2-25**）．現在，中枢神経系原発リンパ腫，原発性マクログロブリン血症およびリンパ形質細胞リンパ腫に使用されている．

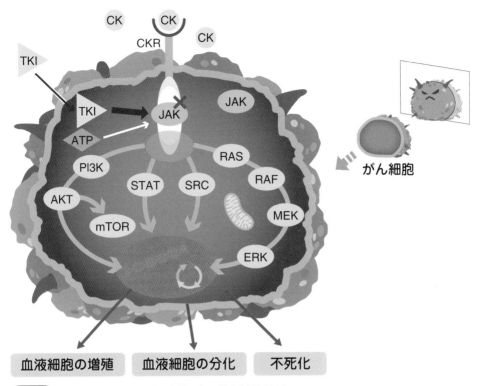

図2-24 ヤヌスキナーゼ（JAK）阻害薬の作用機序（血液がん）

ATP：アデノシン三リン酸，CK：サイトカイン，CKR：サイトカイン受容体，ERK：細胞外シグナル調節キナーゼ，JAK：ヤヌスキナーゼ（チロシンキナーゼ），MEK：マイトジェン活性化細胞外シグナル関連キナーゼ，mTOR：哺乳類ラパマイシン標的タンパク質，PI3K：フォスファチジルイノシトール3キナーゼ，STAT：シグナル伝達性転写活性化因子，TKI：チロシンキナーゼ阻害薬

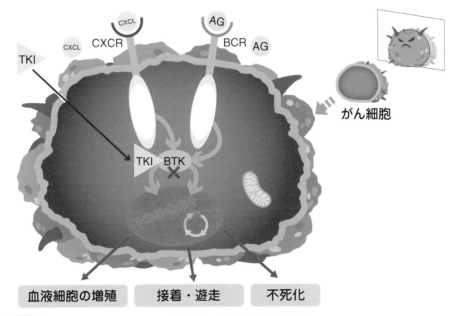

図2-25 ブルトン型チロシンキナーゼ阻害薬の作用機序（血液がん）

AG：抗原，BCR：B細胞受容体，BTK：ブルトン型チロシンキナーゼ，CXCL：ケモカイン，CXCR：ケモカイン受容体，TKI：チロシンキナーゼ阻害薬

セリン・スレオニンキナーゼ等標的薬

小分子薬

薬剤	構造	剤形	標的分子	適応がん種
ベムラフェニブ（ゼルボラフ®）	低分子	錠剤	変異型 BRAF	悪性黒色腫
ダブラフェニブ（タフィンラー®）a	低分子	Cp		悪性黒色腫，非小細胞肺がん
エンコラフェニブ（ビラフトビ®）b	低分子	Cp		悪性黒色腫，結腸・直腸がん
トラメチニブ（メキニスト®）a	低分子	錠剤	MEK	悪性黒色腫，非小細胞肺がん
ビニメチニブ（メクトビ®）b	低分子	錠剤		悪性黒色腫，結腸・直腸がん
エベロリムス（アフィニトール®）	低分子	錠剤 分散錠†	mTOR	腎細胞がん，神経内分泌腫瘍，乳がん，腎血管筋脂肪腫*　上衣下巨細胞性星細胞腫*
テムシロリムス（トーリセル®）	低分子	注射剤		腎細胞がん
シロリムス（ラパリムス®）	低分子	錠剤		リンパ脈管筋腫症
フォロデシン（ムンデシン®）	低分子	CP	PNP	末梢性T細胞リンパ腫
ベネトクラクス（ベネクレクスタ®）	低分子	錠剤	BCL-2#	CLL，AML

AML：急性骨髄性白血病，CLL：慢性リンパ性白血病，Cp：カプセル剤，MEK：マイトジェン活性化細胞外シグナル関連キナーゼ，mTOR：哺乳類ラパマイシン標的タンパク質，PNP：プリンヌクレオシドホスホリラーゼ，＊結節性硬化症陽性，†：結節性硬化症陽性上衣下巨細胞性星細胞腫のみ適応，a，b：併用療法，#：ミトコンドリアの外膜に存在

（2021年10月時点での主な国内承認薬）

BRAF阻害薬

 ベムラフェニブ（ゼルボラフ®）

　ベムラフェニブ（Vemurafenib）は，セリン・スレオニンキナーゼであるBRAFの600番目のバリン（BRAF V600）が他のアミノ酸に変異してがん細胞の増殖を促進している変異型BRAFを特異的に阻害して細胞内増殖シグナル伝達が抑制されることにより抗腫瘍効果を示す（**図2-26**）．現在，*BRAF*遺伝子変異を有する悪性黒色腫に使用されている．

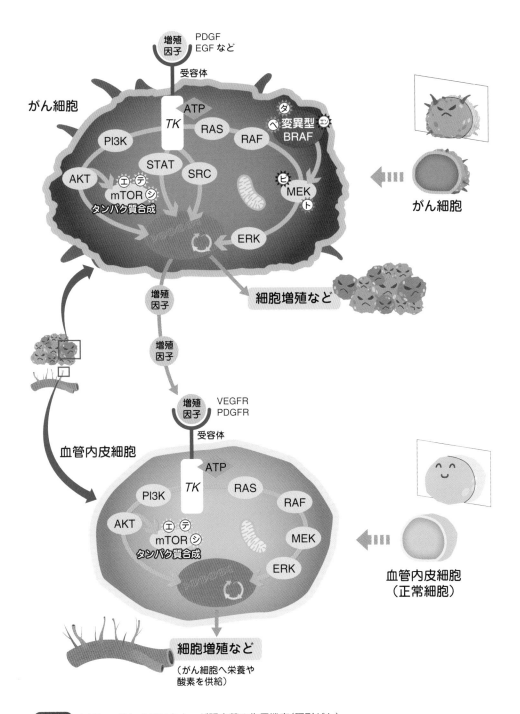

図2-26 セリン・スレオニンキナーゼ阻害薬の作用機序（固形がん）

㋐：エベロリムス，㋔：テムシロリムス，㋚：シロリムス，㋬：ベムラフェニブ，㋞：ダブラフェニブ，
㋛：エンコラフェニブ，㋣：トラメチニブ，㋪：ビニメチニブ

ATP：アデノシン三リン酸，EGF：上皮成長因子，ERK：細胞外シグナル調節キナーゼ，MEK：マイトジェン活
性化細胞外シグナル関連キナーゼ，mTOR：哺乳類ラパマイシン標的タンパク質，PDGF：血小板由来増殖因子，
PI3K：フォスファチジルイノシトール3キナーゼ，STAT：シグナル伝達性転写活性化因子，TK：チロシンキナー
ゼ，VEGF：血管内皮増殖因子

＃mTORセリン・スレオニンキナーゼは，細胞膜受容体からの増殖因子による刺激や栄養状態あるいは低酸素な
どのストレスを感知して，細胞の生存にかかわるさまざまなタンパク質の合成に関与している．

💊 ダブラフェニブ（タフィンラー®）

　ダブラフェニブ（Dabrafenib）は，ベムラフェニブと同様に600番目のバリン（BRAF V600）が他のアミノ酸に変異してがん細胞の増殖を促進している変異型BRAFを特異的に阻害して細胞内増殖シグナル伝達が抑制されることにより抗腫瘍効果を示す（図2-26）．現在，後述のMEK阻害薬であるトラメチニブとの併用療法にて*BRAF*遺伝子変異を有する悪性黒色腫および*BRAF*遺伝子変異を有する非小細胞肺がんに使用されている．

💊 エンコラフェニブ（ビラフトビ®）

　エンコラフェニブ（Encorafenib）は，上記の薬剤と同様に600番目のバリン（BRAF V600）が他のアミノ酸に変異してがん細胞の増殖を促進している変異型BRAFを特異的に阻害して細胞内増殖シグナル伝達が抑制されることにより抗腫瘍効果を示す（図2-26）．現在，後述のMEK阻害薬であるビニメチニブと本剤の2剤併用療法にて*BRAF*遺伝子変異を有する悪性黒色腫，およびビニメチニブと本剤の2剤併用療法およびビニメチニブと本剤にセツキシマブを加えた3剤併用療法にて*BRAF*遺伝子変異を有する結腸・直腸がんに使用されている．

MEK阻害薬

💊 トラメチニブ（メキニスト®）

　トラメチニブ（Trametinib）は，腫瘍細胞の増殖に必須とされているRAFの下流に位置するセリン・スレオニンキナーゼのマイトジェン活性化細胞外シグナル関連キナーゼ（MEK）の活性を選択的かつ可逆的に阻害することにより抗腫瘍効果を示す（図2-26）．現在，BRAF阻害薬のダブラフェニブとの併用療法にて*BRAF*遺伝子変異を有する悪性黒色腫および*BRAF*遺伝子変異を有する非小細胞肺がんに使用されている．

💊 ビニメチニブ（メクトビ®）

　ビニメチニブ（Binimetinib）は，腫瘍細胞の増殖に必須とされているRAFの下流に位置するMEKの活性を選択的かつ可逆的に阻害することにより抗腫瘍効果を示す（図2-26）．現在，エンコラフェニブと本剤との併用療法にて*BRAF*遺伝子変異を有する悪性黒色腫，エンコラフェニブと本剤との2剤併用療法およびエンコラフェニブと本剤にセツキシマブを加えた3剤併用療法にて*BRAF*遺伝子変

異を有する結腸・直腸がんに使用されている.

mTORセリン・スレオニンキナーゼ

哺乳類ラパマイシン標的タンパク質（mTOR）セリン・スレオニンキナーゼは，PI3キナーゼ/AKT経路の下流に位置して増殖因子による刺激や栄養状態，および低酸素などの細胞ストレスに反応し，細胞生存にかかわる種々のタンパク質の合成を介して細胞増殖や細胞周期を制御している（図2-27）．がん細胞ではPI3キナーゼ/AKT経路の活性化により，本酵素のキナーゼ活性も亢進している．活性化されたmTORは，mRNAからタンパク質への翻訳にかかわる2つの重要なタンパク分子をリン酸化して活性化する．その1つがp70S6キナーゼであり，リン酸化により活性化されるとmRNAを効率的にタンパク質へ翻訳させる作用のある40Sリボソームタンパク質のS6をリン酸化して活性化し，細胞増殖や抗アポトーシス作用を示す．また，もう1つのタンパク質分子として真核生物翻訳開始因子4E（eIF-4E）結合タンパク質1（4E-BP1）があり，mTORセリン・スレオニンキナーゼによりリン酸化を受けるとeIF-4Eと4E-BP1との結合が解かれてeIF-4Eが遊離し，その後eIF-4Eは別な複合体を形成することにより，細胞増殖を引き起こすうえで重要となる細胞周期のG1期からS期への移行に必要なタンパク質の翻訳を増加させる．また，血管内皮増殖因子（VEGF）や血小板由来増殖因子（PDGF）のような血管新生因子の産生亢進も伴い，血管内皮細胞の増殖にも関与し，がん細胞の分裂・増殖が促進される．さらに，グルコーストランスポーター（GLUT1）の産生亢進によりブドウ糖の取り込みも促進され，がん細胞の代謝も促進される．このように，mTORシグナルは，がん細胞の増殖・生存および細胞周期（G1期からS期）や細胞代謝とともに血管新生にも関与している.

mRNA

染色体に含まれている遺伝子は，対応するタンパク質のアミノ酸配列を決定するために必要なすべての情報を有したDNAから成り立っている．遺伝子にはタンパク質のアミノ酸配列に相当するコード領域と相当しない非コード領域がある．コード領域はエクソンとよばれ，非コード領域は，イントロンとよばれる．DNAを鋳型としてmRNAが合成されるとき，イントロンと相補的な配列は除去される（スプライシング）ので，mRNAはコード配列に相当したものとなり，その後翻訳され，アミノ酸からなる機能を有したタンパク質が産生される（図2-28）.

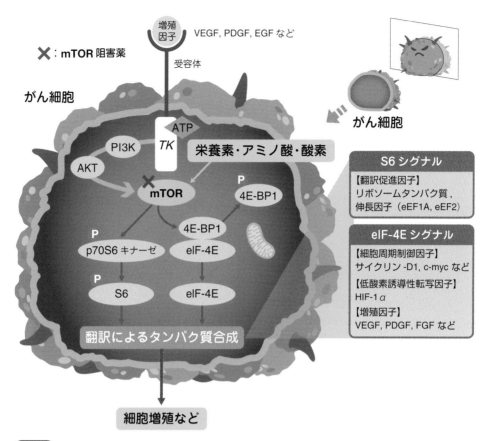

図2-27 PI3キナーゼ/AKT/mTORシグナル伝達経路

PI3キナーゼ/AKT経路により活性化されたmTORは，p70S6キナーゼと4E-BP1を主にリン酸化する．mTORによるリン酸化により活性化されたp70S6キナーゼは，S6をリン酸化して活性化し，翻訳によるタンパク質合成を増加させて細胞増殖に関与する．また，mTORによるリン酸化により4E-BP1は，結合していたeIF-4Eを遊離し，遊離されたeIF-4EもS6同様にタンパク質合成を介して細胞増殖に関与する．

ATP：アデノシン三リン酸，EGF：上皮成長因子，eIF-4E：真核生物翻訳開始因子4E，4E-BP1：eIF-4E結合タンパク質1，FGF：線維芽細胞増殖因子，HIF-1α：低酸素誘導因子α，mTOR：哺乳類ラパマイシン標的タンパク質，p：活性化されたキナーゼによるリン酸化を示す，PDGF：血小板由来増殖因子，PI3K：フォスファチジルイノシトール3キナーゼ，S6：40Sリボソームタンパク質の構成成分，TK：チロシンキナーゼ，VEGF：血管内皮増殖因子

細胞周期

　細胞は，DNA合成と細胞分裂をくり返しながら増殖していき，この一連の過程を経ることにより進行する．この一連の過程を細胞周期（**図2-29**）とよぶ．細胞周期のなかには，DNA合成を引き起こすS期と細胞分裂を引き起こすM期がある．そのM期からS期に移行する間期をG1期とよび，S期からM期に移行する間期をG2期とよぶ．細胞が増殖しているときはG1期からS期，G2期，M期の分裂期を経て再びG1期に入る経路をくり返したどることとなる．

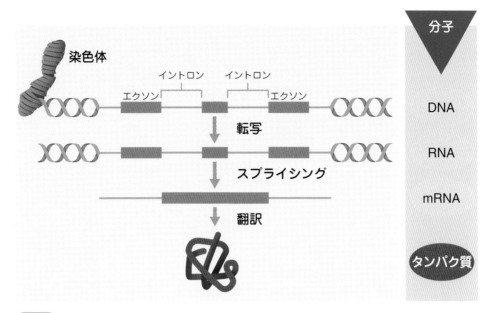

図2-28 DNAからタンパク質まで

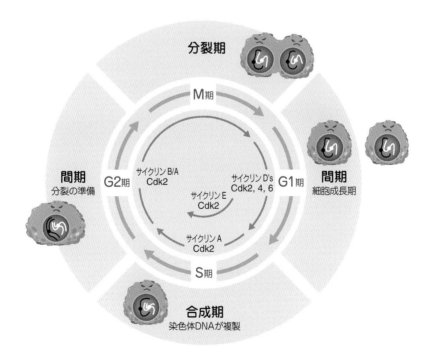

図2-29 細胞周期
細胞周期は主にDNA合成を引き起こすS期，細胞分裂を引き起こすM期，およびそれぞれの間にある2つの間期（G1期およびG2期）よりなる．細胞周期の進行には，主にサイクリンとそれに結合して機能を発揮するサイクリン依存性キナーゼ（Cdk）により制御されている．サイクリンには，サイクリンA, B, D, およびEがあり，Cdkには，Cdk2, Cdk4およびCdk6があり，それぞれの結合により主に促進的に制御されている．機能する細胞周期に応じて組み合わせに相違が認められている．

mTORセリン・スレオニンキナーゼ阻害薬

🔵 エベロリムス（アフィニトール®）

エベロリムス（Everolimus）は，経口薬のラパマイシン誘導体である．細胞内でmTORセリン・スレオニンキナーゼ活性を阻害することにより，がん細胞におけるPI3キナーゼ/AKT-mTOR経路を抑制して，がん細胞の分裂・増殖を促進するタンパク質合成や血管新生因子であるVEGFの産生を抑制する．さらに，がん細胞から産生されたVEGFによる血管内皮細胞におけるmTORセリン・スレオニンキナーゼを介した血管新生にかかわる細胞増殖シグナルも抑制する．これらの作用により抗腫瘍効果を示す．よって，mTORセリン・スレオニンキナーゼ阻害薬は従来のVEGFとVEGF受容体（VEGFR）システムを標的とした薬剤とは作用機序が異なることから新しい血管新生阻害薬として効果が期待されている．現在，腎細胞がん，神経内分泌腫瘍，乳がん，結節性硬化症に伴う腎血管筋脂肪腫および上衣下巨細胞性星細胞腫に使用されている（**図2-26**）．

🔵 テムシロリムス（トーリセル®）

テムシロリムス（Temsirolimus）は，注射剤のラパマイシン誘導体である．エベロリムス同様にmTORセリン・スレオニンキナーゼに対して阻害作用を有することで，抗腫瘍効果を発揮する．現在，腎細胞がんに使用されている（**図2-26**）．

🔵 シロリムス（ラパリムス®）

シロリムス（Sirolimus）は，抑制システムの異常により活性化されたmTORを特異的に阻害して細胞内増殖シグナル伝達が抑制されることにより抗腫瘍効果を示す（**図2-26**）．現在，リンパ脈管筋腫症に使用されている．

PNP阻害薬

🔵 フォロデシン（ムンデシン®）

フォロデシン（Forodesine）は，T細胞の増殖に重要な役割を果たしているプリンヌクレオシドホスホリラーゼ（PNP）を阻害することによりT細胞内に2'-デオキシグアノシン（dGuo）の増加を介して2'-デオキシグアノシン三リン酸（dGTP）がT細胞内に蓄積しアポトーシスを誘導する．この作用により抗腫瘍効果を示す（**図2-30**）．現在，末梢性T細胞リンパ腫に使用されている．

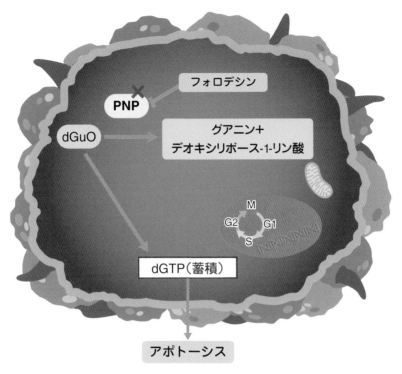

図2-30 PNP阻害薬の作用機序（血液がん）

dGuo：2'-デオキシグアノシン，dGTP：2'-デオキシグアノシン三リン酸，PNP：プリンヌクレオシドホスホリラーゼ

BCL-2阻害薬

💊 ベネトクラクス（ベネクレクスタ®）

　BCL-2は，慢性リンパ性白血病（CLL）で過剰発現してアポトーシス促進性タンパク質（BAX/BAK，BIMなど）と結合してアポトーシスを抑制している．ベネトクラクス（Venetoclax）は，このBCL-2に対して特異的に結合することでアポトーシス促進性タンパク質を遊離させて腫瘍細胞にアポトーシスを誘導させることにより抗腫瘍効果を示す（図2-31）．現在，慢性リンパ性白血病（CLL）と急性骨髄性白血病（AML）に使用されている．

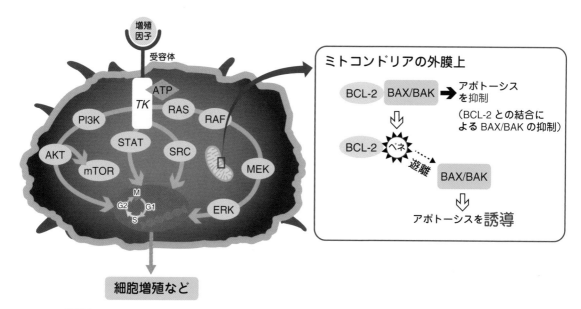

図2-31 BCL-2阻害薬の作用機序（血液がん）

⛭：ベネトクラクス
BAX/BAK：アポトーシス促進性タンパク質

ATP：アデノシン三リン酸，ERK：細胞外シグナル調節キナーゼ，MEK：マイトジェン活性化細胞外シグナル関連キナーゼ，mTOR：哺乳類ラパマイシン標的タンパク質，PI3K：フォスファチジルイノシトール3キナーゼ，STAT：シグナル伝達性転写活性化因子，TK：チロシンキナーゼ

Column

抗体薬と小分子薬の語尾

　抗体薬の語尾（モノクローナル抗体の種類参照）とは別に，小分子薬は主として語尾が
〜nib（〜ニブ）で示される．

例	Gefit<u>inib</u>	ゲフィチニブ（イレッサ®）
	Erlot<u>inib</u>	エルロチニブ（タルセバ®）
	Osimert<u>inib</u>	オシメルチニブ（タグリッソ®）
	Lapat<u>inib</u>	ラパチニブ（タイケルブ®）
	Afat<u>inib</u>	アファチニブ（ジオトリフ®）

小分子薬 プロテアソーム標的薬

薬剤	構造	剤形	標的分子	適応がん種
ボルテゾミブ （ベルケイド®）	低分子	注射剤		多発性骨髄腫，マントル細胞リンパ腫，リンパ形質細胞リンパ腫
カルフィルゾミブ （カイプロリス®）	低分子	注射剤	20Sプロテアソーム	多発性骨髄腫
イキサゾミブ （ニンラーロ®）	低分子	Cp		多発性骨髄腫

Cp：カプセル剤　　　　　　　　　　　　　　　　　　　　（2021年10月時点での主な国内承認薬）

ユビキチン-プロテアソームタンパク質分解系

　タンパク質が細胞内で処理される機構の1つに，ユビキチン-プロテアソーム（UPP）系がある．UPP系はタンパク質分解の80％を担っており，26Sプロテアソームが中心的な役割を果たしている．この過程では，まず活性化酵素により活性化されたユビキチンが対象となる基質タンパク質に結合し，タンパク質はユビキチン化される．その後，このユビキチン化されたタンパク質は，26Sプロテアソームにより認識され分解処理される．26Sプロテアソームは，図2-32に示したよ

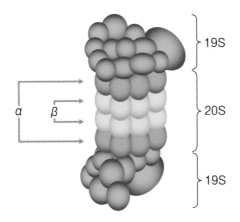

図2-32 26Sプロテアソーム
20Sプロテアソームの両端に19Sプロテアソームが会合して複合体を形成している．
20Sプロテアソームは，αとβリングからなる円筒構造を有する．

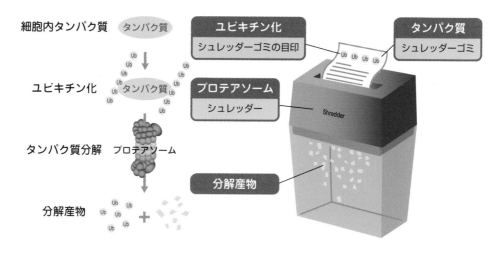

細胞内タンパク質　タンパク質

ユビキチン化　タンパク質

タンパク質分解　プロテアソーム

分解産物

ユビキチン化
シュレッダーゴミの目印

プロテアソーム
シュレッダー

タンパク質
シュレッダーゴミ

分解産物

図2-33 プロテアソームによるタンパク質分解に関するイメージ
ユビキチン化によるプロテアソームでの分解により細胞内の細胞周期関連タンパク質，転写因子，シグナル伝達物質，がん遺伝子産物などの細胞機能に関与するタンパク質の機能が調節されている．プロテアソームは，ユビキチン-プロテアソーム系で，細胞の機能を維持するための26Sプロテアソームからなる細胞内タンパク分解処理システムである．本システムについて，分解されるタンパク質を紙とし，プロテアソームをシュレッダーにたとえたイメージ図として示した．

うに20Sプロテアソームと2つの19Sプロテアソームの複合体から構成されている．20Sプロテアソームは，αリングとβリングが会合した円筒構造を有している．ユビキチン化されたタンパク質は，19Sプロテアソームにて認識され，筒状の20Sプロテアソーム内に取り込まれた後分解される．UPP系は，タンパク質の分解処理を介して細胞増殖や生存などの細胞機能を制御している．がん細胞においてもUPP系は多くの遺伝子転写応答の調節に関与しており，細胞周期を負に制御する因子やがん抑制遺伝子産物あるいは転写促進因子を負に制御する分子などを分解する（図2-33，2-34）．よって，がん細胞における治療の標的として注目されていた．

プロテアソーム阻害薬
💊 ボルテゾミブ（ベルケイド®）

活性型NF-κBは，サイトカイン，接着分子，あるいは各種の転写因子などの遺伝子発現を促進する転写因子であり，がん細胞の浸潤・転移，アポトーシスの抑制，細胞増殖，および生存などにおいて重要な役割を担っている．通常，NF-κBはその阻害タンパク質であるIκBと結合し，不活性型として細胞内に存在しているが，細胞表面にある受容体からのシグナル刺激によりIκBがリン酸化された後

ユビキチン化を受け, 26Sプロテアソームにて分解されると, NF-κBは活性型となり, 核内に移行して種々の遺伝子発現を引き起こすこととなる（**図2-34**）. ボルテゾミブ（Bortezomib）は, 20Sプロテアソームのβサブユニット内にあるタンパク分解酵素としてキモトリプシン様活性を有するβ5サブユニットに結合して, 特異的かつ可逆的にプロテアソームの活性を阻害する（**図2-32, 2-34**）. その結果, 細胞増殖などがん細胞にとって不都合な調節因子であるIκBなどの分解を抑制し, さらにその他のプロテアソームが関連するがん細胞のシグナル伝達経路に影響を与えることで抗腫瘍効果を発揮する. がん細胞では正常細胞と比較して, ある特定の細胞増殖促進経路への依存度が高くなっており, UPP系の阻害薬において抗腫瘍効果が認められるのはおそらくそのためであろうと考えられている. 現在, 多発性骨髄腫, マントル細胞リンパ腫, およびリンパ形質細胞リンパ腫等に使用されている.

🗋 カルフィルゾミブ（カイプロリス®）

カルフィルゾミブ（Carfilzomib）は, 20Sプロテアソームのキモトリプシン様活性を有するβ5サブユニットに特異的かつ不可逆的に結合し, タンパク質分解を担うプロテアソームの活性を阻害する. この阻害作用により, ボルテゾミブと同様な機序を介してがん細胞の増殖を抑制し, 抗腫瘍効果を示す（**図2-32, 2-34**）. なお本剤は, 培養細胞を用いた基礎研究にて, ボルテゾミブ耐性細胞にも細胞傷害作用を示すことが確認されている. 現在, 多発性骨髄腫に使用されている.

💊 イキサゾミブ（ニンラーロ®）

イキサゾミブ（Ixazomib）は, 20Sプロテアソームのキモトリプシン様活性を有するβ5サブユニットに特異的かつ可逆的に結合し, タンパク質分解を担うプロテアソームの活性を阻害する薬剤としては初めての経口剤である. この作用により, ボルテゾミブと同様な機序を介してがん細胞の増殖を抑制し, 抗腫瘍効果を示す（**図2-32, 2-34**）. 現在, 多発性骨髄腫に使用されている.

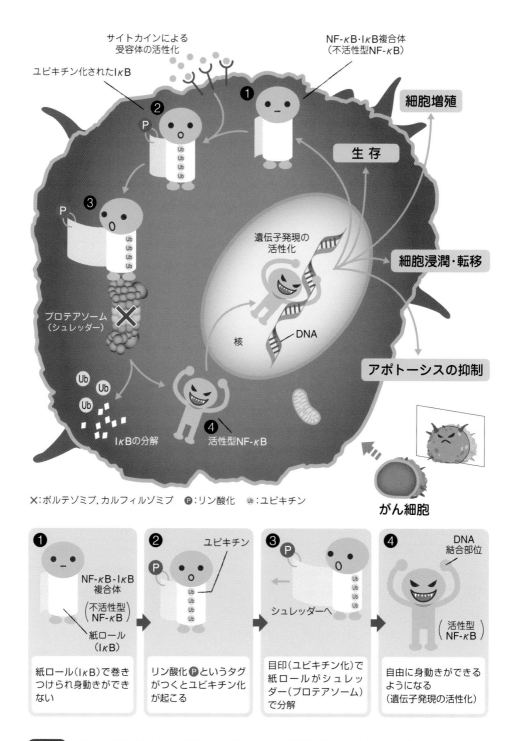

✕：ボルテゾミブ，カルフィルゾミブ　Ｐ：リン酸化　Ub：ユビキチン

図2-34 NF-κBの活性化とプロテアソーム阻害薬の作用機序に関するイメージ（血液がん）

サイトカインなどの刺激をがん細胞が受けると，IκBはリン酸化を経てユビキチン化を受ける．ユビキチン化を受けたIκBは，プロテアソームに取り込まれて20Sが有するタンパク質分解活性により分解される．その結果，不活性型として複合体を形成していたNF-κBは活性型として遊離され，その後核内に移行してがん細胞の増殖などに必要な分子の遺伝子発現を引き起こす．一方，プロテアソーム阻害薬は，20Sプロテアソームに作用してタンパク質分解酵素活性を阻害することによりがん細胞の増殖を負に制御している分子の分解を抑制して，抗腫瘍効果を示す．

リキッドバイオプシー

　がん細胞は，細胞内の遺伝子断片（DNA）を血流中に放出している．この放出されたDNAは，循環腫瘍DNA (circulating tumor DNA; ctDNA)とよばれる．組織検体を用いる組織生検（バイオプシー）に対して血液検体であるctDNAを用いる場合は，リキッドバイオプシーとよばれる．現在その有用性が確認されつつあり，今後がんの正確な診断や治療法の選択に血液や尿サンプルが有望視されている．

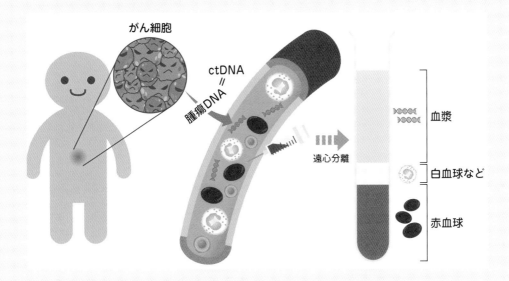

4 細胞質内で作用する薬：受容体型・非受容体型両分子を標的にした薬

細胞膜上に存在してがん細胞の増殖にかかわるがん細胞あるいは血管内皮細胞上の受容体型分子のチロシンキナーゼとしてFLT-3, KIT, VEGFR, およびPDGFRなどがある．また，同様に増殖にかかわる非受容体型分子のチロシンキナーゼとしてSRCあるいはセリン・スレオニンキナーゼとしてRAFがある．本小分子薬は，これらの受容体型・非受容体型分子に対して低分子型として細胞内にて作用する薬である．

小分子薬		イメージすべき細胞	
		がん細胞	血管内皮細胞
受容体型・非受容体型分子標的薬	固形がん		
	血液がん		

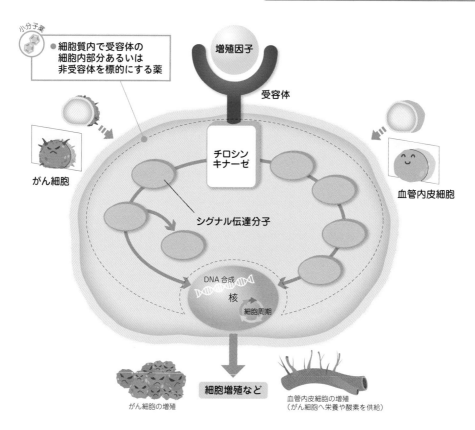

：さまざまなシグナル伝達分子を表す

小分子薬

マルチキナーゼ標的薬

薬剤	構造	剤形	標的分子	適応がん種
ソラフェニブ (ネクサバール®)	低分子	錠剤	VEGFR, PDGFR, KIT, FLT-3, RET, RAF-1, BRAF	腎細胞がん, 肝細胞がん 甲状腺がん
スニチニブ (スーテント®)	低分子	Cp	VEGFR, PDGFR-α, β, KIT, FLT-3, CSF-1R, RET	GIST, 腎細胞がん, 膵神経内分泌腫瘍
パゾパニブ (ヴォトリエント®)	低分子	錠剤	VEGFR, PDGFR-α, β, KIT	悪性軟部腫瘍, 腎細胞がん
ダサチニブ (スプリセル®)	低分子	錠剤	BCR-ABL, PDGFR-β, KIT, SFKs (SRC, LCK, YES, FYN), EPHA2	CML, Ph+ALL
ポナチニブ (アイクルシグ®)	低分子	錠剤	BCR-ABL, m-BCR-ABL, PDGFR, KIT, SFKs (SRC, LCK, YES, FYN), EPH, RET, FGFR, VEGFR, FLT3	CML, Ph+ALL
レゴラフェニブ (スチバーガ®)	低分子	錠剤	VEGFR, PDGFR-β, m-PDGFR-α, m-KIT, RET, FGFR, RAF-1, BRAF	結腸・直腸がん GIST, 肝細胞がん
レンバチニブ (レンビマ®)	低分子	Cp	VEGFR, PDGFR-α, KIT, RET, FGFR	甲状腺がん 肝細胞がん*, 胸腺がん
バンデタニブ (カプレルサ®)	低分子	錠剤	VEGFR-2, EGFR, RET	甲状腺髄様がん
カボザンチニブ (カボメティクス®)	低分子	錠剤	AXL, MET, VEGFR-2	腎細胞がん
セルペルカチニブ (レットヴィモ®)	低分子	Cp	*RET* 融合遺伝子産物, VEGFR, FGFR	非小細胞肺がん

ALL：急性リンパ性白血病, AXL：成長停止特異的6受容体, CML：慢性骨髄性白血病, Cp：カプセル剤, CSF-1R：コロニー刺激因子受容体, EGFR：上皮成長因子受容体, EPHA2：エフリンA2受容体, FGFR：繊維芽細胞増殖因子受容体, FLT-3：Fms様チロシンキナーゼ3受容体, GIST：消化管間質腫瘍, KIT：幹細胞因子受容体, m：変異型, MET：肝細胞増殖因子(HGF)受容体, PDGFR：血小板由来増殖因子受容体, Ph+：フィラデルフィア染色体陽性, RET：グリア細胞由来神経栄養因子受容体, SFKs：SRCファミリーキナーゼ, VEGFR：血管内皮増殖因子受容体, ＊：4mgのみ

(2021年10月時点での主な国内承認薬)

表2-1 標的となるキナーゼ

細胞増殖に関連したキナーゼ	血管新生に関連した受容体型チロシンキナーゼ
セリン/スレオニンキナーゼ • RAF-1およびBRAFキナーゼ	
受容体型チロシンキナーゼ • Fms様チロシンキナーゼ3受容体(FLT-3) • 幹細胞因子受容体(KIT)	• 血管内皮増殖因子受容体(VEGFR) • 血小板由来増殖因子受容体(PDGFR)
非受容体型チロシンキナーゼ • SRC	

単一から多標的阻害へ

　当初，臨床にて使用され始めた分子標的抗がん薬は受容体型チロシンキナーゼである上皮成長因子受容体(EGFR)や非受容体型チロシンキナーゼであるBCR-ABLといったある特定の標的分子に作用することを目的に創薬されてきた．これらの薬剤は，現在まで臨床上の有用性が確認され，標準的治療薬として位置づけされている．また，一方で，がんが多段階のプロセスを経て進行していくことや，単一分子のみの阻害ではほかの分子の代替作用により十分な効果が得られないという可能性から，より高い抗腫瘍効果を目的に複数の標的分子に作用する「多標的阻害薬」の開発が進められ，いくつかの薬剤が開発された．多標的阻害薬は，複数の標的分子への作用を有することから，標的分子が単一で細胞外に作用するモノクローナル抗体薬(高分子型)とは異なり，細胞内においてキナーゼ活性を阻害する小分子薬となっている．特にいくつかのキナーゼに対して阻害作用を有する薬剤は，マルチキナーゼ阻害薬とよばれている(**図2-35**)．

🔵 ソラフェニブ(ネクサバール®)

　ソラフェニブ(Sorafenib)は，細胞増殖に関与するERK-MAPキナーゼ経路(RAS-RAF-MEK-ERK)のセリン/スレオニンキナーゼであるRAFの阻害薬として開発された．**表2-1**に示した細胞増殖や血管新生に関連したキナーゼに対して阻害作用を示すことで抗腫瘍効果を示す(**図2-35**)．

　よって，本剤はERK-MAPキナーゼ経路だけではなく，血管新生も阻害することにより抗腫瘍効果を発揮する．RAS以降のRAF/MAP経路(RAF-MEK-ERK)を阻害することから，活性化型RASのような受容体型チロシンキナーゼの下流の因子の活性化により，既存の受容体型チロシンキナーゼ阻害薬に対して抵抗性を示

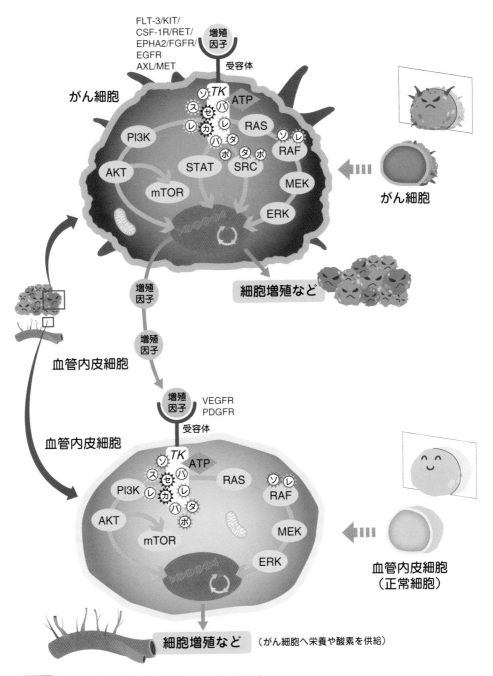

図2-35 マルチキナーゼ阻害薬の作用機序（固形がん）

⚙：ソラフェニブ，⚙：スニチニブ，⚙：パゾパニブ，⚙：ダサチニブ，⚙：ポナチニブ，⚙：レゴラフェニブ，
⚙：レンバチニブ，⚙：バンデタニブ，⚙：カボザンチニブ，⚙：セルペルカチニブ（⚙，⚙：上記以外に，
BCR-ABLチロシンキナーゼに対しても阻害作用を有する）

ATP：アデノシン三リン酸，AXL：成長停止特異的6受容体，CSF-1R：マクロファージコロニー刺激因子-1受容
体，EPHA2：エフリンA2受容体，ERK：細胞外シグナル調節キナーゼ，FLT-3：Fms様チロシンキナーゼ3受容体，
KIT：幹細胞因子受容体，MEK：マイトジェン活性化細胞外シグナル関連キナーゼ，mTOR：哺乳類ラパマイシン
標的タンパク質，PDGFR：血小板由来増殖因子受容体，PI3K：フォスファチジルイノシトール3キナーゼ，
RET：グリア細胞由来神経栄養因子受容体，STAT：シグナル伝達性転写活性化因子，TK：チロシンキナーゼ，
VEGFR：血管内皮増殖因子受容体

す腫瘍への効果も期待されている．現在，腎細胞がん，肝細胞がんおよび，甲状腺がんに使用されている．

💊 スニチニブ（スーテント®）

スニチニブ（Sunitinib）は，いくつかの異なるキナーゼファミリーを阻害する典型的なマルチキナーゼ阻害薬である．腫瘍の増殖，生存，転移並びに血管新生に関与した受容体型チロシンキナーゼであるVEGFR-1，-2，-3，PDGFR-α，-β，KIT，FLT-3，マクロファージコロニー刺激因子-1受容体（CSF-1R），およびグリア細胞由来神経栄養因子受容体（RET）に対して阻害作用を有する．本剤は，受容体型チロシンキナーゼ内のATP結合部位にて競合的にATPの結合を阻害することにより，チロシンキナーゼ活性を抑制し，血管新生や細胞増殖を抑制して抗腫瘍効果を示す．現在，消化管間質腫瘍（GIST），腎細胞がんおよび膵神経内分泌腫瘍に使用されている（図 2-35）．

💊 パゾパニブ（ヴォトリエント®）

パゾパニブ（Pazopanib）は，いくつかの異なるキナーゼを阻害するマルチキナーゼ阻害薬である．本剤は主に血管新生に関与する受容体型チロシンキナーゼであるVEGFR-1，2，3，PDGFR-α，βおよび腫瘍の増殖に関与するKITに対して阻害作用を有する．これらの作用により本剤は，血管新生や細胞増殖を抑制して抗腫瘍効果を示す．現在，悪性軟部腫瘍および，腎細胞がんに使用されている（図 2-35）．

💊 ダサチニブ（スプリセル®）

非受容体型BCR-ABLチロシンキナーゼ阻害薬として前出のダサチニブ（Dasatinib）も複数のチロシンキナーゼ阻害作用を有するマルチキナーゼ阻害薬である．非受容体型チロシンキナーゼであるBCR-ABLのほか，SRCファミリーキナーゼ（SRC，LCK，YES，およびFYN），受容体型チロシンキナーゼであるPDGFR，KIT，およびエフリンA2受容体（EPHA2）に対しても阻害効果を有する（図 2-35）．マルチキナーゼ阻害薬としての活性が他剤に対して耐性となった白血病（血液がん）に有効性を示す理由である．なお，図 2-35には，ほかのマルチキナーゼ阻害薬が作用する固形がんに本剤が作用した場合を仮定して示した．現時点で本剤は血液がんに対してのみの承認で，固形がんについて承認は得られていない．

⊜ ポナチニブ（アイクルシグ®）

　ポナチニブ（Ponatinib）は，コンピュータを活用した分子設計創薬により開発された薬剤である．本剤はダサチニブ同様にBCR-ABLチロシンキナーゼをはじめ複数の受容体型あるいは非受容体型チロシンキナーゼキナーゼを阻害するマルチキナーゼ阻害薬である．ニロチニブやダサチニブに対して変異により活性部位への結合阻害が生じ，効果が減弱した複数の変異型（315番目のスレオニンがイソロイシンにアミノ酸置換したT315Iを含む）に対しても効果を示す．現在前治療に対して抵抗性の慢性骨髄性白血病と再発または難治性のフィラデルフィア染色体陽性急性リンパ性白血病に使用されている．ダサチニブ同様に現時点では本剤は血液がんに対してのみの承認で，固形がんについて承認は得られていない．

⊜ レゴラフェニブ（スチバーガ®）

　レゴラフェニブ（Regorafenib）は，**表2-1**に示した細胞増殖や血管新生に関連した複数の受容体型チロシンキナーゼやセリン・スレオニンキナーゼに対する阻害作用により抗腫瘍効果を示す．また，消化管間質腫瘍（GIST）に関連した恒常的な活性化を獲得した変異型KITや変異型PDGFR-αの活性を阻害し，抗腫瘍効果を示す（**図2-35**）．現在，結腸・直腸がん，GIST，および肝細胞がんに使用されている．

⊕ レンバチニブ（レンビマ®）

　レンバチニブ（Lenvatinib）は，**表2-1**に示した細胞増殖や血管新生に関連した複数の受容体型チロシンキナーゼに対する阻害作用により抗腫瘍効果を示す．RAFやPDGFR-βに対する阻害作用は示さない（**図2-35**）．現在，甲状腺がん，肝細胞がん，および胸腺がんに使用されている．なお，4mgと10mgの2規格があるが，肝細胞がんについては4mgのみが使用可能となっている．

⊜ バンデタニブ（カプレルサ®）

　バンデタニブ（Vandetanib）は，**表2-1**に示したようにVEGFR-2，EGFR，およびRETといった血管新生や細胞増殖に関連した複数の受容体型チロシンキナーゼを阻害することにより抗腫瘍効果を示す（**図2-35**）．現在，甲状腺髄様がんに使用されている．

🔲 カボザンチニブ（カボメティクス®）

　カボザンチニブ（Cabozantinib）は，成長停止特異的6受容体（AXL），肝細胞増殖因子受容体（MET），およびVEGFR-2をはじめとする複数の受容体型チロシンキナーゼを阻害することにより抗腫瘍効果を示す（図2-35）．現在，腎細胞がんに使用されている．

🔲 セルペルカチニブ（レットヴィモ®）

　セルペルカチニブ（Selpercatinib）は，グリア細胞由来神経栄養因子受容体（RET），VEGFR，および線維芽細胞増殖因子受容体（FGFR）をはじめとする複数の受容体型チロシンキナーゼ活性を阻害する．*RET*遺伝子のキナーゼドメイン部分と他の分子の遺伝子が染色体上で再構成された*RET*融合遺伝子は，その産物にて恒常的にチロシンキナーゼが活性化されることでがん化を引き起こすことからがん化のドライバー遺伝子として知られている．また，別に恒常的にRETのキナーゼを活性化させる点突然変異もあることから，この*RET*遺伝子変異と上述した*RET*融合遺伝子による2つの機序ががん化の原因となっている．本剤はこの両機序にかかわるRETチロシンキナーゼの活性化を阻害することにより抗腫瘍効果を示す（図2-35）．現在，*RET*融合遺伝子陽性の非小細胞肺がんに使用されている．

5 細胞核内で作用する薬：核内分子を標的にした薬

近年，DNA分子にヒストンタンパク質が巻きつきながら折りたたまれた構造体(p.70，図2-18)をもっている細胞の核内にて作用する分子標的抗がん薬が登場してきている．細胞増殖にかかわる核内分子として，サイクリン依存性キナーゼ(Cdk)，ポリ(ADPリボース)ポリメラーゼ(PARP)およびヒストン脱アセチル化酵素(HDAC)などがある．本小分子薬は，これらの分子に対して低分子型として細胞核内にて作用する薬である．

小分子薬		イメージすべき細胞	
		がん細胞	血管内皮細胞
細胞核内分子標的薬	固形がん		
	血液がん		

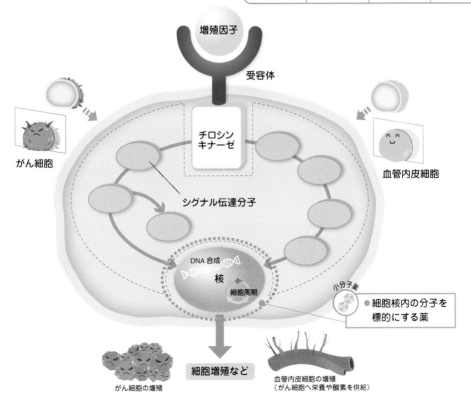

:さまざまなシグナル伝達分子を表す

小分子薬

細胞核内分子標的薬

薬剤	構造	剤形	標的分子	適応がん種
パルボシクリブ（イブランス®）	低分子	Cp・錠剤	Cdk4/6	乳がん
アベマシクリブ（ベージニオ®）	低分子	錠剤		
オラパリブ（リムパーザ®）	低分子	錠剤	PARP	*BRCA*遺伝子変異陽性(卵巣がん，前立腺がん，膵がん)，乳がん(*BRCA*遺伝子変異陽性，HER2陰性)
ニラパリブ（ゼジューラ®）	低分子	Cp		卵巣がん
ボリノスタット（ゾリンザ®）	低分子	Cp	HDAC	皮膚T細胞性リンパ腫
パノビノスタット（ファリーダック®）	低分子	Cp		多発性骨髄腫
ロミデプシン（イストダックス®）	低分子	注射剤		末梢性T細胞リンパ腫
ツシジノスタット（ハイヤスタ®）	低分子	錠剤		T細胞白血病リンパ腫 末梢性T細胞リンパ腫
タゼメトスタット（タズベリク®）	低分子	錠剤	変異型 EZH2	濾胞性リンパ腫

BRCA：乳がん感受性遺伝子（がん抑制遺伝子），Cdk：サイクリン依存性キナーゼ（セリン・スレオニンキナーゼ），Cp：カプセル剤，EZH2：ヒストンメチル基転移酵素，HER2：ヒト上皮成長因子受容体2型，HDAC：ヒストン脱アセチル化酵素，PARP：ポリ（ADPリボース）ポリメラーゼ （2021年10月時点での主な国内承認薬）

Cdk4/6セリン・スレオニンキナーゼ阻害薬

📄 パルボシクリブ（イブランス®）

　パルボシクリブ（Palbociclib）は，細胞増殖につながる細胞周期の進行を促進する重要な分子であるサイクリン依存性キナーゼ4および6（Cdk4/6）の活性を選択的に阻害して抗腫瘍効果を示す（**図2-29**, **2-36**）．現在，ホルモン受容体陽性かつHER2陰性の乳がんに対して内分泌療法剤との併用療法にて使用されている．剤形としてカプセル剤と錠剤がある．

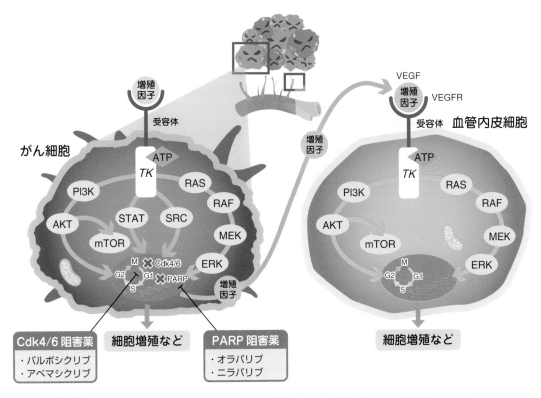

図2-36 Cdk4/6セリン-スレオニンキナーゼ阻害薬およびPARP阻害薬の作用機序（固形がん）
ATP：アデノシン三リン酸, Cdk：サイクリン依存性キナーゼ, ERK：細胞外シグナル調節キナーゼ, MEK：マイトジェン活性化細胞外シグナル関連キナーゼ, mTOR：哺乳類ラパマイシン標的タンパク質, PARP：ポリ（ADPリボース）ポリメラーゼ, PI3K：フォスファチジルイノシトール3キナーゼ, STAT：シグナル伝達性転写活性化因子, TK：チロシンキナーゼ, VEGF：血管内皮増殖因子, VEGFR：血管内皮増殖因子受容体

⊜ アベマシクリブ（ベージニオ®）

　アベマシクリブ（Abemaciclib）は，パルボシクリブと同様にサイクリン依存性キナーゼ4および6（Cdk4/6）の活性を選択的に阻害して抗腫瘍効果を示す（図2-29, 2-36）．現在，ホルモン受容体陽性かつHER2陰性の乳がんに対して内分泌療法剤との併用療法にて使用されている．

PARP阻害薬

⊜ オラパリブ（リムパーザ®）

　ポリ（ADPリボース）ポリメラーゼ（PARP）は，DNAの一本鎖切断が生じた時，BRCAはDNAの二本鎖切断が生じたときにそれぞれの切断を修復する分子である．このBRCA遺伝子が変異して修復機能が消失すると異常DNAが蓄積してがん化を引き起こす原因になる．特に乳がんや卵巣，膵がん，前立腺がん等でこの分子における変異が認められている（図2-36, 2-37）．BRCA遺伝子が変異して

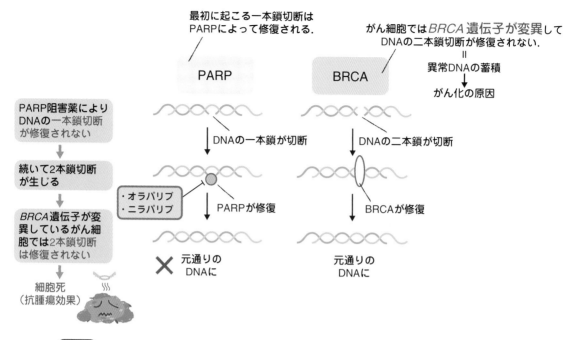

最初に起こる一本鎖切断は
PARPによって修復される.

がん細胞では*BRCA*遺伝子が変異して
DNAの二本鎖切断が修復されない.

PARP

BRCA

＝
異常DNAの蓄積
↓
がん化の原因

PARP阻害薬により
DNAの一本鎖切断
が修復されない

DNAの一本鎖が切断

DNAの二本鎖が切断

続いて2本鎖切断
が生じる

・オラパリブ
・ニラパリブ

PARPが修復

BRCAが修復

*BRCA*遺伝子が変
異しているがん細
胞では2本鎖切断
は修復されない

× 元通りの
DNAに

元通りの
DNAに

細胞死
（抗腫瘍効果）

図2-37 PARPおよびBRCAによるDNAの修復とPARP阻害薬の作用機序
BRCA：乳癌感受性遺伝子（がん抑制遺伝子）産物，PARP：ポリ（ADPリボース）ポリメラーゼ

いるがん細胞でPARPの活性を抑制すると一本鎖切断のDNAの修復ができない
ことからその後二本鎖切断が生じてしまい，本来であればBRCAによって二本鎖
切断は修復されるが，*BRCA*遺伝子の変異により活性が消失してしまっているよ
うながん細胞の場合は細胞死が誘導されることとなる．PARP阻害薬であるオラ
パリブ（Olaparib）はこのような作用により抗腫瘍効果を示す．現在，*BRCA*遺伝
子変異陽性のがん（卵巣がん，前立腺がん，膵がん）および*BRCA*遺伝子変異陽性
かつHER2陰性の乳がん等に使用されている．

💊 ニラパリブ（ゼジューラ®）

ニラパリブ（Niraparib）は，オラパリブ同様にPARP活性を阻害して抗腫瘍効果
を示す（**図2-36，2-37**）．現在，卵巣がんにおける維持療法等に使用されている．

HDAC阻害薬

💊 ボリノスタット（ゾリンザ®）

ボリノスタット（Vorinostat）は，クラスⅠおよびⅡのヒストン脱アセチル化酵
素（HDAC）の触媒ポケットに直接結合し，その酵素活性を阻害してヒストンのア
セチル化を誘導することによりがん抑制遺伝子の転写促進，アポトーシスや細胞

周期の停止の誘導等により抗腫瘍効果を示す（図2-38，2-39）．現在，皮膚T細胞性リンパ腫に使用されている．

⊂Ⅾ パノビノスタット（ファリーダック®）

パノビノスタット（Panobinostat）は，クラスⅠ，Ⅱ，およびⅣのHDACの酵素活性を阻害することによりがん細胞の増殖にかかわるさまざまな事象を抑制することで抗腫瘍効果を示す（図2-38，2-39）．現在，ボルテゾミブおよびデキサメタゾンと併用して多発性骨髄腫に使用されている．

🧴 ロミデプシン（イストダックス®）

ロミデプシン（Romidepsin）は，注射剤としてクラスⅠのHDACの酵素活性を阻害することによりがん細胞の増殖にかかわるさまざまな事象を抑制することで抗腫瘍効果を示す（図2-38，2-39）．現在，末梢性T細胞リンパ腫に使用されている．

⊜ ツシジノスタット（ハイヤスタ®）

ツシジノスタット（Tucidinostat）は，クラスⅠおよびクラスⅡbのHDACの酵素活性を阻害することによりがん細胞の増殖に関わる様々な事象を抑制することで抗腫瘍効果を示す（図2-38，2-39）．現在，T細胞白血病リンパ腫および末梢性T細胞リンパ腫に使用されている．

EZH2阻害薬

⊜ タゼメトスタット（タズベリク®）

タゼメトスタット（Tazemetostat）は，ヒストン等のメチル基転移酵素であるEZH2を標的とした薬剤である（図2-38）．本剤は，変異型EZH2の酵素活性を阻害することによりヒストンH3の27番目のリジン残基等のメチル化を阻害し，がん細胞の増殖にかかわる細胞周期の停止やアポトーシス誘導を引き起こすことにより抗腫瘍効果を示す．図2-39中にあるようにヒストン上のアセチル化で遺伝子の転写がオンになるが，ヒストン上のメチル化では逆に遺伝子の転写はオフになる（図2-40）．本剤はこのメチル化を阻害することでがん細胞の増殖を抑制するがん抑制遺伝子などの遺伝子転写を促進することで作用を示すものと考えられているが，詳細については不明である．現在，濾胞性リンパ腫に使用されている．

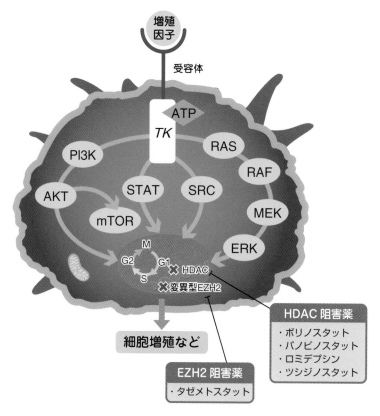

図2-38 HDAC阻害薬およびEZH2阻害薬の作用機序（血液がん）

ATP：アデノシン三リン酸，ERK：細胞外シグナル調節キナーゼ，EZH2：ヒストンメチル基転移酵素，HDAC：ヒストン脱アセチル化酵素，MEK：マイトジェン活性化細胞外シグナル関連キナーゼ，mTOR：哺乳類ラパマイシン標的タンパク質，PI3K：フォスファチジルイノシトール3キナーゼ，STAT：シグナル伝達性転写活性化因子，TK：チロシンキナーゼ

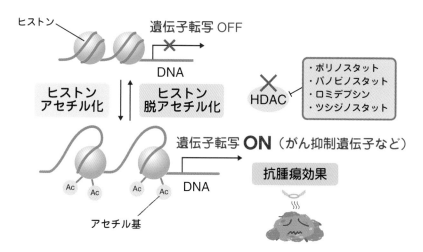

図2-39 HDAC阻害薬の作用機序

HDAC：ヒストン脱アセチル化酵素

HDACが阻害されてアセチル基が蓄積するとがん抑制遺伝子（がん細胞の増殖力に対するブレーキ）などの転写活性が促進される．その結果がん細胞の増殖が抑制されることによりアポトーシスが誘導されて抗腫瘍効果を示す．

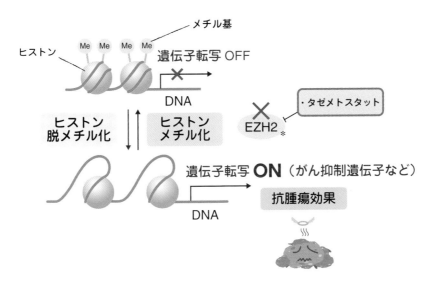

図2-40 EZH2阻害薬の作用機序

EZH2：ヒストンメチル基転移酵素

ヒストンのアセチル化とは別に，メチル化では，遺伝子の転写はオフになる．すなわち，ヒストンのアセチル化とメチル化は，遺伝子の転写に関してはまったく逆の効果を示す．いずれにしても，がん細胞の増殖力（アクセル）に対するブレーキ役のがん抑制遺伝子等の転写をオンにすることで，抗腫瘍効果が得られる．このことをふまえれば，HDAC阻害薬ならびにEZH2阻害薬の作用機序を併せて理解することができる．

＊：がん細胞内にある変異型EZH2を指す．

6 分子標的抗がん薬どうしの併用療法

　分子標的抗がん薬を単剤として使用する場合は，前述したように4種類の細胞をイメージできれば各薬剤の作用機序は十分に理解できるものと思われる．さらにこの次の段階として，複数の分子標的抗がん薬を併用した場合がある．この場合は，単剤使用時のイメージを使用される薬剤に併せて組み合わせれば自ずと理解は促される（**図2-41**）．具体例をあげてみると，現在，腎細胞がんに対して用いられている免疫チェックポイント阻害薬と小分子型の血管内皮増殖因子受容体阻害薬の2剤併用療法（ペムブロリズマブ＋アキシチニブ，またはアベルマブ＋アキシチニブ）がある．この併用療法における薬剤の作用機序がきちんとイメー

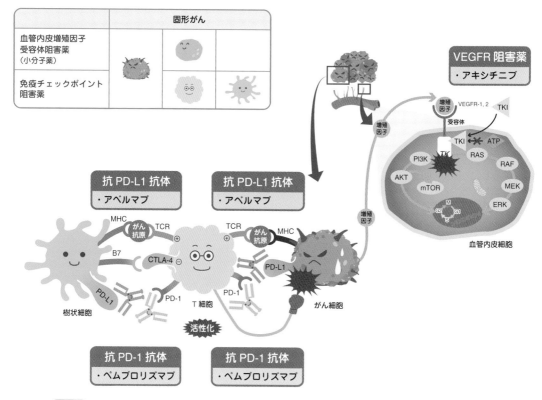

図2-41 分子標的抗がん薬2剤併用療法時の4種類の細胞のイメージ図（固形がん：腎細胞がん）
免疫チェックポイント阻害薬（抗体薬）＋血管内皮増殖因子受容体阻害薬（小分子薬）
ATP：アデノシン三リン酸，ERK：細胞外シグナル調節キナーゼ，MEK：マイトジェン活性化細胞外シグナル関連キナーゼ，mTOR：哺乳類ラパマイシン標的タンパク質，PI3K：フォスファチジルイノシトール3キナーゼ，TK：チロシンキナーゼ，TKI：チロシンキナーゼ阻害薬，VEGF：血管内皮増殖因子，VEGFR：血管内皮増殖因子受容体

B7/CTLA-4：共抑制分子結合，CTLA-4：ヒト細胞傷害性T細胞抗原4，MHC：主要組織適合遺伝子複合体，MHC/がん抗原/TCR：共刺激分子結合，PD-1：プログラム細胞死1受容体，PD-L1：プログラム細胞死リガンド1，PD-L1/PD-1：共抑制分子結合，TCR：T細胞受容体，⊖：抑制シグナル（ブレーキ），⊕：活性化シグナル（アクセル）

ジできるかどうかがカギとなる．そのためには，細胞の種類としては，単剤の時は多くて同時に3種類がイメージできればよかったわけであるが，今回の併用療法では4種類同時にすべてきちんとイメージできなくては実際薬剤が作用している状況を正確に説明することはできない．4種類の細胞のイメージは，**図2-41**に示したようになる．また，*BRAF*遺伝子変異を有する結腸・直腸がんに対して用いられている抗体薬と小分子薬2剤による3剤併用療法（セツキシマブ＋エンコラフェニブ＋ビニメチブ）については**図2-42**に示したようになる．この治療法はがん細胞の増殖にかかわっているEGFR受容体とそのシグナル伝達分子であるBRAFおよびMEKの3分子を特異的に阻害することで抗腫瘍効果を示すものとなっている．なお，抗EGFR抗体薬であるセツキシマブの使用に当たり，*KRAS*遺伝子が野生型であることを確認する必要がある．この治療法の特徴としては，抗体薬でがん細胞の増殖にかかわるPI3キナーゼ/AKT経路（生存シグナル経路）を抑制するとともに，小分子薬2剤を用いて変異型BRAFを含む手強いシグナル伝達系であるERK-MAPキナーゼ経路（RAS-RAF-MEK-ERK：増殖シグナル経路）をBRAF阻害薬とMEK阻害薬の二本立てで，強固に活性を阻害することにより細胞増殖を徹底して抑え込むといった攻撃態勢をとることで抗腫瘍効果を狙ったものとなっている．この点を理解する上でも**図2-42**の有用性は十分に理解いただけるかと思う．

　このように難解であるという先入観があった分子標的抗がん薬の2剤あるいは3剤併用療法について今回示したような薬剤とともに細胞のイメージがきちんとできるようになれば，分子標的抗がん薬が難しいという思いはおそらく払拭されることでしょう．

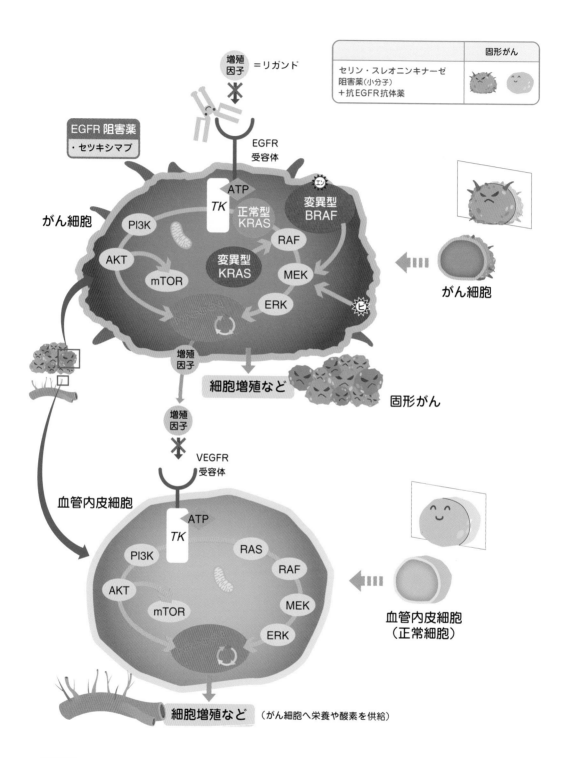

図2-42 分子標的抗がん薬3剤併用療法時の2種類の細胞のイメージ図（固形がん：結腸・直腸がん）
EGFR阻害薬（抗体薬）＋BRAF阻害薬（小分子薬）＋MEK阻害薬（小分子薬）
✿：エンコラフェニブ，✿：ビニメチニブ

ADCC：抗体依存性細胞介在性細胞傷害，ATP：アデノシン三リン酸，EGFR：上皮成長因子受容体，ERK：細胞外シグナル調節キナーゼ，MEK：マイトジェン活性化細胞外シグナル関連キナーゼ，mTOR：哺乳類ラパマイシン標的タンパク質，PI3K：フォスファチジルイノシトール3キナーゼ，TK：チロシンキナーゼ，VEGF：血管内皮増殖因子，VEGFR：血管内皮増殖因子受容体

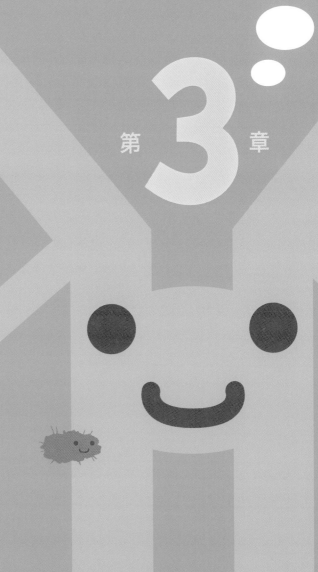

各論を踏まえた
がん化学療法総論

第**3**章

1 遺伝子情報とがん化学療法

　がん細胞の増殖は，遺伝子変異によって正常な機能が異常になることで引き起こされていることは前述したとおりである．このように遺伝子変異はがん化に必須であるとともに，がん治療に用いられる分子標的抗がん薬の効果にも大きく影響をおよぼす．具体的には，上皮成長因子受容体（EGFR）阻害作用を有する抗体薬であるセツキシマブおよびパニツムマブは，がん細胞が有する*KRAS*遺伝子変異により効果が減弱してしまうことや，同じくEGFR阻害作用を有する小分子薬であるゲフィチニブやエルロチニブにおいては，がん細胞が有するEGFRチロシンキナーゼドメイン中の遺伝子変異により効果が増強することなどである．また，これらの遺伝子情報に加え，野生型と異なる遺伝子の頻度が全体の1％以上の場合を遺伝子多型とよび，この遺伝子多型が抗がん薬の有害事象に関連していることが判明している．代表的な薬剤としてはプロドラッグであるイリノテカンがあり，カルボキシルエステラーゼにより活性代謝物であるSN-38に変換される（**図3-1**）．このSN-38の主な肝代謝酵素であるUDP-グルクロン酸転移酵素（UGT1A1）の2つの遺伝子多型（*UGT1A1*6*および*UGT1A1*28*）についていずれかをホモ接合体（*UGT1A1*6/*6*あるいは*UGT1A1*28/*28*）またはいずれもヘテ

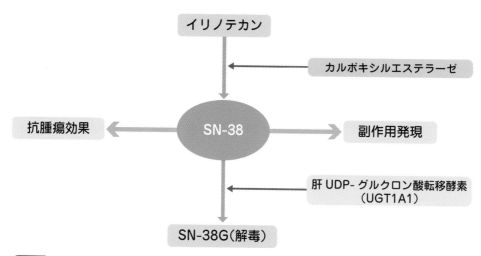

図3-1 イリノテカンの代謝経路

プロドラッグであるイリノテカンは，主としてカルボキシルエステラーゼにより活性代謝物であるSN-38に変換される．SN-38は主として肝臓の薬物代謝酵素であるUGT1A1によりグルクロン酸を付加されSN-38グルクロニド（SN-38G）として胆汁を介して排泄される．

G：グルクロン酸抱合体，UDP：ウリジンニリン酸

□接合体(*UGT1A1*6/*28*)として有する患者さんでは本酵素の代謝活性能が低下してSN-38の代謝(解毒化)が遅延することで重篤な有害事象を引き起こす可能性がある(**図3-1, 3-2, 表3-1**). これらの遺伝子情報を患者さんの個性としてまとめると**図3-3**のようになる. すなわち, 生まれながらに有している先天的な遺伝子情報である「遺伝子多型」とがん化に関与するような後天的に引き起こされた遺伝子情報である「疾患関連遺伝子変異」である. がん化学療法に従事する者は患者さんの個性としてのこれらの遺伝子情報に関する重要性について十分に認識しておかなければならない. なお, 遺伝子多型を解析する検査は遺伝学的検査(生殖細胞系列遺伝子検査), 遺伝子変異を解析する検査は体細胞遺伝子検査とよばれ, 明確に区別されている. 現在鋭意進められているがんゲノム医療においてこのような解析を総動員することで, 抗がん薬の有効性を最大限に発揮させ, かつ有害事象を最小限に抑えたより質の高い個別化がん化学療法が実施されるようになることが期待されている.

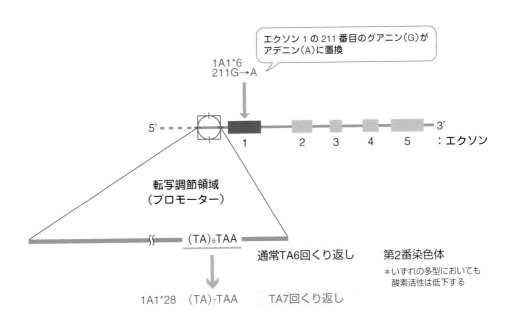

図3-2 UDP-グルクロン酸転移酵素(*UGT1A1*)遺伝子多型
TA：チミン(T)とアデニン(A)のくり返し配列, UDP：ウリジンニリン酸

表3-1　*UGT1A1*遺伝子多型とイリノテカンの副作用

| 遺伝子多型 | 転写調節領域 | 塩基配列 | | | アミノ酸配列 | 酵素産生量 | 細胞内酵素活性 | 副作用 |
| | | コドン71 | | | 71位 | | | |
		211位	212位	213位				
*1（野生型）	6回(TA)	G	G	A	Gly	+ 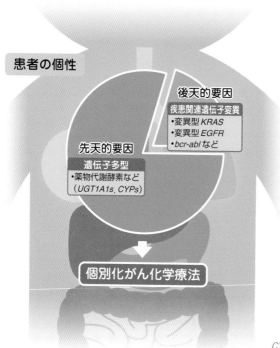	+	+
*6	6回(TA)	A	G	A	Arg	+	↓	↑
*28	7回(TA)	G	G	A	Gly	↓	↓	↑

野生型：集団の中で最も多く存在している配列（多数派），*6/*28多型：野生型に対して細胞内の酵素活性が低下し，副作用はこの酵素活性の低下により解毒化されるSN-38がより長く体内にとどまることにより生じる

酵素産生量：*1（野生型）より産生されるタンパク質を紫色，酵素活性の低下を示す*6多型より産生されるタンパク質を水色で示し，由来する遺伝子の違いを表している．また，*28多型ではアミノ酸配列と酵素活性は野生型と同様であるが，産生量が減少するために野生型よりも細胞内酵素活性の低下を示す．

副作用：イリノテカンを用いた治療において，*6あるいは*28多型を有する患者では好中球減少症あるいは下痢等の発生頻度が*1よりも有意に高いことが示されている．

A：アデニン，G：グアニン，T：チミン，Arg：アルギニン，Gly：グリシン，UGT1A1：肝臓のグルクロン酸転移酵素（薬物代謝酵素）

CYP：肝薬物代謝酵素チトクロムP450遺伝子
EGFR：上皮成長因子受容体遺伝子
UGT1A1：肝UDP–グルクロン酸転移酵素遺伝子

図3-3　遺伝子情報を活用したがん薬物療法

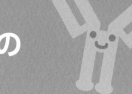

2 投与された抗がん薬の作用に関連した因子

　内服薬として生体に投与された抗がん薬は消化管からの吸収を経て体内に分布し，その後代謝され排泄される．また，注射剤は直接血中に投与されるため内服薬でみられる消化管からの吸収過程の寄与はなくなるが，その後は同様である．これらの過程により投与された薬剤の血中濃度が経時的に変化し，この変化が薬効に必要とされる作用部位における薬剤の濃度を反映することで薬剤と標的分子との相互作用にも影響を与えることから，薬効は血中濃度に依存することとなる（**図3-4**）．このように投与された薬剤の体内での"動き"（薬物動態）について研究する学問は薬物動態学（pharmacokinetics：PK）とよばれ，主に吸収（absorption），分布（distribution），代謝（metabolism），および排泄（excretion）の4つの過程（ADMEとよばれる）から構成されている．また，投与された薬剤による効果すなわち"反応"について研究する学問は薬力学（pharmacodynamics：PD）とよばれる．

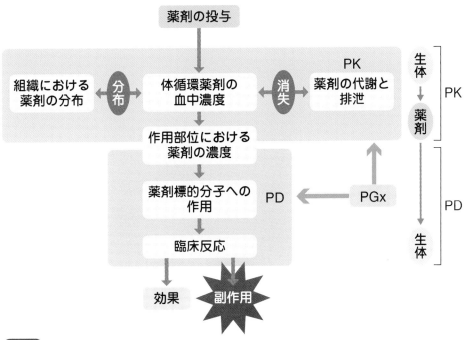

図3-4　薬剤と生体との相互作用
PK：薬物動態学（"動き"：pharmacokinetics）生体から薬剤への相互作用
PD：薬力学（"反応"：pharmacodynamics）薬剤から生体への相互作用
PGx：ゲノム薬理学（"個性"：pharmacogenomics）薬剤と生体との相互作用（PKあるいはPD）における個人差

薬剤は投与されると薬剤・生体間相互作用を介して，上記の2つの学問に基づき，薬物動態学的過程と薬力学的過程に分類される．薬物動態学的過程は生体から薬剤へ作用する現象であり，薬力学的過程は逆に薬剤から生体へ作用する現象である．さらにこの両過程を通して遺伝子情報により規定される薬剤・生体間相互作用における個人差"個性"について研究する学問はゲノム薬理学（pharmacogenomics：PGx）とよばれその中でもとくに遺伝子DNA配列と薬効との関連性を研究する学問は薬理遺伝学とよばれている（**図3-4，3-5**）．PGxは個別の患者に対する最適な薬剤を選択して最適な用法・用量で投与するという個別化医療の実施において非常に重要であり，PGx研究より得られた有用な遺伝子情報はバイオマーカーとよばれている．前述したイリノテカンの活性代謝産物であるSN-38の解毒化遅延による有害事象を引き起こすUGT1A1の遺伝子多型は，薬物動態学的過程における個人差であることから薬物動態学的な毒性予測バイオマーカー（先天的PGx）である（**図3-5**）．また，EGFR阻害作用を有する抗体薬であるセツキシマブ

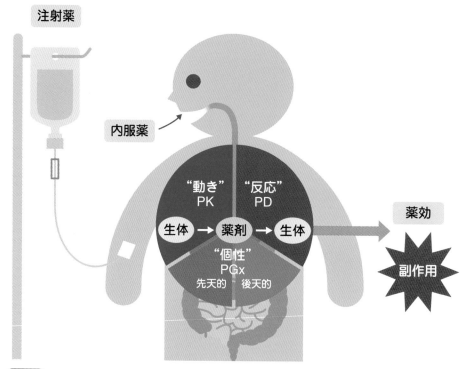

図3-5 抗がん薬の応答性にかかわる因子
PK：薬物動態学（"動き"：pharmacokinetics）；生体から薬剤への相互作用
PD：薬力学（"反応"：pharmacodynamics）；薬剤から生体への相互作用
PGx：ゲノム薬理学（"個性"：pharmacogenomics）；薬剤と生体との相互作用（PKあるいはPD）における個人差

やパニツムマブの効果を減弱させる*KRAS*遺伝子変異や作用機序は異なるが同分子への阻害作用を有する小分子薬であるゲフィチニブやエルロチニブの効果を増強させる*EGFR*遺伝子変異は，薬力学的過程における個人差であることから薬力学的な薬効予測バイオマーカー（後天的PGx）である（図3-5）．

　このような遺伝的背景を踏まえた薬剤の血中濃度と効果との関係を十分に理解することは，投与された薬剤に対して標準的な反応性を示さない患者さんについても，さまざまな原因を考慮した治療が可能となるだけでなく，抗がん薬による薬物治療の有効性の向上と有害事象の軽減という安全性にもつながることと思われる．まさにがんゲノム医療の将来像が映し出されているようである．

3 支持療法とがん化学療法

　がん化学療法時に引き起こされる有害事象は，適切な支持療法にて管理することにより治療域の狭い抗がん薬を有効かつ安全に投与していくことが可能となる．有害事象という大きな山をいかにうまく越えることができるかが，がん化学療法の成否を大きく左右するものと思われる（**図3-6**）．このような適切な支持療法を実施するうえで重要なことは，起こりうる有害事象を事前に予測して必要とされる対策を立てておくことであり，そうすることで発現の予防と早期発見につなげることが可能となる．しかしながら，分子標的抗がん薬においては，殺細胞性抗がん薬でみられた有害事象以外に，各薬剤において特徴的な有害事象が知られていることから，以前にも増して幅広い薬剤に関する知識が必要となっている．よって抗がん薬投与時には，添付文書や医薬品リスク管理計画（Risk Management Plan：RMP）などを十分に活用して知識の再確認を行うことが重要であり，その

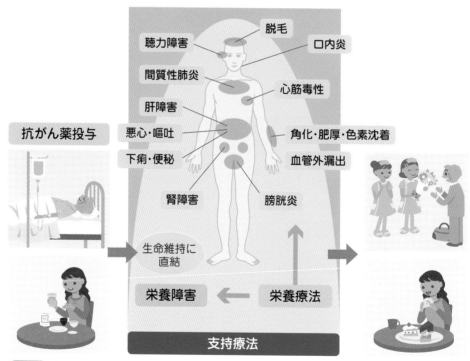

図3-6　有害事象と支持療法

情報を医療チーム内で確実に共有してチーム力のレベルアップをしっかりと図るとともに，患者教育にも力を入れることで有害事象に対する理解が促され，発現した症状に対して速やかな対応が可能となる．

　英国では，国立医療技術評価機構が国民保健サービスにおける薬剤を含む医療技術や診療プラクティスにかかわる医療経済学的な手法により評価を実施し，国民保険サービスにおいて提供される医療の質の向上を図っている．とくにがん化学療法においてはその有効性の比較を行ううえで，生活の質（Quality of Life：QOL）を考慮した生存期間である質調整生存年（Quality-Adjusted Life Year：QALY）を臨床効果の指標としている．従来から用いられてきた「腫瘍の縮小効果」や「奏効率」あるいは「全生存期間」といった指標にどれだけ元気で長く生存できたかを真の生存期間として評価するというもので，全人的ながん医療を目指すものとなっている．このような流れも十分に踏まえたうえで，がん医療に貢献していくことが職種を問わず今後非常に大切である．

参考文献

● Pao W, Girard N : New driver mutations in non-small-cell lung cancer. Lancet Oncol, 12 : 175-180, 2011.

● 小川道雄：分子生物学の進歩と critical care. 総合医学社，東京，pp.1-6, 2003.

● 吉野孝之：診療に役立つがんと血管新生イラストレイテッド Vol.4，羊土社，東京，pp.9-14, 2007.

● 石川和宏：第9章 分子標的薬剤の薬効・薬理，腫瘍薬学，川西正祐，中瀬一則，大井一弥編，南山堂，東京，pp.201-220, 2010.

● 服部成介：第7章 がんとシグナル伝達，絵とき シグナル伝達入門，改訂版．羊土社，東京，pp.171-191, 2010.

● 藤田直也：第16章 総論 第Ⅲ部分子標的となるがんの生命現象，がんの分子標的治療．鶴尾 隆編，南山堂，東京，pp.101-106, 2008.

● 早川芳弘：1. がんの発生と進展機構，8. 浸潤と転移，新臨床腫瘍学 改訂第6版，日本臨床腫瘍学会編，南江堂，東京，pp.38-41, 2021.

● 渋谷正史：診療に役立つがんと血管新生イラストレイテッド，vol.2. がんと増殖転移のしくみ，羊土社，東京，pp.1-8, 2007.

● 福田 敬：6. 日本のがん診療体制とその課題，2. 日本の保険診療体系とがんの医療経済学，新臨床腫瘍学改訂第6版，日本臨床腫瘍学会編，南江堂，東京，pp.152-153, 2021.

● 増保安彦：第20章抗体医薬，創薬，20の事例にみるその科学と研究開発戦略，山崎恒義，堀江透編，丸善，東京，pp.321-332, 2008.

● 石井明子 ほか：抗体医薬品の体内動態制御に関わる受容体：FcRn. 日薬理誌，136：280-284, 2010.

● 市原英基 ほか：15. 各種抗がん薬，4. 分子標的治療薬，新臨床腫瘍学，改訂第6版，日本臨床腫瘍学会編，南江堂，東京，pp.283-341, 2021.

● 吉田健史ほか：受容体型チロシンキナーゼとそのシグナル伝達機構 －EGFRとEGFR-TKIの作用機序を中心に－. Mebio, 26（5）：66-73, 2009.

● 田村研治：BCR-ABL阻害薬，臨床腫瘍研究最前線；がんの分子標的治療2009-2010，西條長宏監修，ディープインパクト，pp.46-53, 2009.

● 小寺康夫：多標的チロシンキナーゼ阻害剤の種類と特徴．Mebio, 26（5）：74-83, 2009.

● 仁科智裕：胃がんの分子標的治療の展望；mTOR阻害剤．がん分子標的治療，6（4）：221-227, 2008.

● 曽和義弘：1. がんの発生と進展機構，4. 細胞周期，新臨床腫瘍学 改訂第6版．日本臨床腫瘍学会編，pp.22-24. 南江堂，東京，2021.

● 藤井順逸訳：第4章分子レベルの解析手法．がんのベーシックサイエンス日本語版，第3版，谷口直之 ほか監訳，メディカル・サイエンス・インターナショナル，東京，pp.57-87, 2006.

● 村上博和ほか：分子標的薬 造血器腫瘍をターゲットとする分子標的治療薬プロテアソーム阻害剤（骨髄腫）．Cancer Frontier, 分子標的治療 2006 最近の進歩，西條長宏 ほか編，医療ジャーナル，東京，pp.63-70, 2006.

● 藤田健一：第12章 抗がん剤の薬理遺伝学，腫瘍薬学，川西正祐，中瀬一則，大井一弥編，南山堂，東京，pp.251-264, 2010.

● 柳沢輝行ほか監訳：カッツング薬理学原書，9版．丸善，東京，pp.1-49, 2005.

● 石川和宏ほか；Minireviews 先進的がん化学療法における薬剤師の役割．医療薬学，33（12），987-997, 2007.

● 設楽研也：次世代抗体医薬としてのポテリジェント抗体．YAKUGAKU ZASSHI, 129：3-9, 2009

● Posadas EM, Figlin RA : Systemic therapy in renal cell carcinoma : advancing paradigms. Oncology, 26 : 290-301, 2012.

● Soda M et al : Identification of the transforming EML4-ALK fusion gene in non-small-cell lung cancer. Nature, 448 : 561-566, 2007.

● Kearns AE, Khosla S, Kostenuik PJ : Receptor activator of nuclear factor kappaB ligand and osteoprotegerin regulation of bone remodeling in health and disease. Endcr Rev, 29 : 155-192, 2008.

● Gandhi L, Jänne PA : Crizotinib for ALK-Rearranged non-small cell lung cancer : a new targeted therapy for a new target. Clin Cancer Res, 18 : 3737-3742, 2012.

● Rapisarda A, Melillo G : Role of the VEGF/VEGFR axis in cancer biology and therapy. Adv Cancer Res, 114 : 237-267, 2012.

● 石川和宏：分子標的薬とは：総論．日腎会誌，54：561-573, 2012.

● Baselga J & Swain SM : Novel anticancer targets : revisiting ERBB2 and discovering ERBB3. Nature Review Cancer, 9 : 463-475, 2009.

● Martini M, et al : Targeted therapies : how personal should we go ?. Nature Review Clinical Oncol, 9 : 87-97, 2012.

● 西川博嘉：第1章 概論, がんと免疫, 坂口博嘉ほか編, 南山堂, 東京, pp.3-8, 2015.

● 坂口志文：第12章 制御性T細胞と腫瘍免疫, がんと免疫, 坂口博嘉ほか編, 南山堂, 東京, pp.95-101, 2015.

● 猪爪隆史ほか：第15章がん免疫における共刺激分子, 共抑制分子と免疫チェックポイント, がんと免疫, 坂口博嘉ほか編, 南山堂, 東京, pp.120-129, 2015.

● 松村到：慢性骨髄性白血病の治療. 日内会誌, 103：2261-2268, 2014.

● https://www.mycancergenome.org/content/disease/lung-cancer/

● 西塚哲ほか：第1回がん診断の新たなマテリアル, ctDNA, 実験医学. 34（6）：948-952, 2016.

● 伊藤　希ほか：PD-1/PD-L1. 外科と代謝・栄養, 53：267-269, 2019.

● 丸　義朗ほか：第2章がん遺伝子とがん抑制遺伝子, がん生物学イラストレイテッド 第2版, 渋谷正史ほか編, 羊土社, 東京, pp.82-150, 2019.

● 牛島俊和ほか：第3章 がんにおけるゲノム・エピゲノム異常, 3. エピジェネティック異常, がん生物学イラストレイテッド 第2版, 渋谷正史ほか編, 羊土社, 東京, pp.176-184, 2019.

● 河上　裕：第6章 がんと免疫, 3. 免疫チェックポイント阻害薬, がん生物学イラストレイテッド 第2版, 渋谷正史ほか編, 羊土社, 東京, pp.316-324, 2019.

● 熊木裕一ほか：第8章 がんの診断と治療, 5. がんゲノム医療（Precision Medicine）, がん生物学イラストレイテッド 第2版, 渋谷正史ほか編, 羊土社, 東京, pp.386-394, 2019.

索引

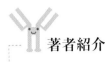

著者紹介

石川和宏（いしかわ かずひろ）

1985年名城大学薬学部卒業，1987年同大学院薬学研究科修士課程修了，医学博士．製薬会社，藤田保健衛生大学総合医科学研究所にてがん遺伝子に関する基礎研究に従事．名古屋大学医学部附属病院薬剤部，2003年米国ミシシッピ大学薬学部および同メディカルセンターに公費留学，名城大学大学院薬学研究科がんプロフェッショナル養成プログラム特任助教，名古屋大学医学部附属病院薬剤部副薬剤部長を経て，2016年4月より北陸大学薬学部教授，現在に至る．日本臨床腫瘍学会協議員，日本薬理学会学術評議員．主な著書に「基本まるわかり！薬理遺伝学」「腫瘍薬学」「visual core pharma 薬物治療学」（南山堂）などがある．

絵でまるわかり 分子標的抗がん薬

2016 年 11 月 1 日　1 版 1 刷　　　　　　　ⓒ2022
2022 年 5 月 15 日　2 版 1 刷

著　者
　いしかわかずひろ
　石川和宏

発行者
株式会社 南山堂　代表者 鈴木幹太
〒113-0034　東京都文京区湯島 4-1-11
TEL 代表 03-5689-7850　　www.nanzando.com

ISBN 978-4-525-42362-9

A 4236210201-A